¿Tiene autismo tu bebé?

OSNAT TEITELBAUM
PHILIP TEITELBAUM

ᘓ

¿Tiene autismo tu bebé?

Cómo detectar las primeras señales de autismo en los niños

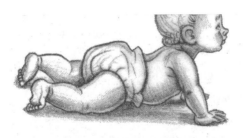

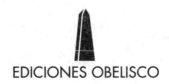

EDICIONES OBELISCO

Si este libro le ha interesado y desea que le mantengamos informado de nuestras publicaciones, escríbanos indicándonos qué temas son de su interés (Astrología, Autoayuda, Ciencias Ocultas, Artes Marciales, Naturismo, Espiritualidad, Tradición...) y gustosamente le complaceremos.

Puede consultar nuestro catálogo en www.edicionesobelisco.com

La información y las recomendaciones que se presentan en este libro se basan en la investigación realizada por los autores. Sus contenidos son actuales y correctos; no obstante, la información presentada no pretende sustituir a las recomendaciones profesionales. Los autores y el editor os instan a consultar con vuestro médico o con cualquier otro profesional de la salud antes de utilizar cualquiera de las técnicas que se presentan aquí.

Colección Psicología y Pedagogía
¿Tiene autismo tu bebé?
Osnat Teitelbaum y Philip Teitelbaum

1.ª edición: septiembre de 2012

Título original: *Does Your Baby Have Autism?*

Traducción: *Verónica d'Ornellas*
Maquetación: *Natàlia Campillo*
Corrección: *M.ª Jesús Rodríguez*
Diseño de cubierta: *Enrique Iborra*

© 2008, Osnat Teitelbaum y Philip Teitelbaum
Edición por acuerdo con Square One Pub; Garden City Park, New York, USA.
(Reservados todos los derechos)
© 2008, Cathy Morrison de ilustraciones/dibujos etc.
(Reservados todos los derechos)
Foto de Leo Kanner de la pàgina 32 usada con permiso de Alan Mason Chesney Medical Archives de la Johns Hopkins University
Foto de Hans Asperger de la página 31 usada bajo el permiso de Maria Asperger Felder
Foto de Temple Grandin de la página 35 usada con permiso de Joshua Nathaniel Pritikin & William Lawrence Jarrold
© 2012, Ediciones Obelisco, S. L.
(Reservados los derechos para la presente edición)

Edita: Ediciones Obelisco, S. L.
Pere IV, 78 (Edif. Pedro IV) 3.ª planta, 5.ª puerta
08005 Barcelona - España
Tel. 93 309 85 25 - Fax 93 309 85 23
E-mail: info@edicionesobelisco.com

Paracas, 59 C1275AFA Buenos Aires - Argentina
Tel. (541-14) 305 06 33 - Fax: (541-14) 304 78 20

ISBN: 978-84-9777-880-0
Depósito Legal: B-16.520-2012

Printed in Spain

Impreso en España en los talleres gráficos de Romanyà/Valls, S. A.
Verdaguer, 1 - 08786 Capellades (Barcelona)

*A mi maestra, ya fallecida Noa Eshkol, que me enseñó
a ver el mundo en un grano de arena.*

A Bahira y a Shelby, quienes me abrieron la puerta.

O.T.

*Este libro está dedicado a la memoria de mi amigo,
el doctor Ralph Maurer.
Su primer trabajo sobre las alteraciones en la forma de andar
de los niños autistas nos llevó al estudio de las posibles
alteraciones en el movimiento de los bebés
que acabarían siendo autistas.*

P.T.

Agradecimientos

Nuestro trabajo en este libro se ha difundido a lo largo de varios años y ha ayudado a muchas personas. Nos gustaría dar las gracias a:

Las familias de Estados Unidos y de Israel que donaron videos con imágenes de sus hijos. A menudo, expresaban la esperanza de que, al compartir sus videos, podían reducir el sufrimiento de otros. Sin ellos, esta investigación no podría haber tenido lugar.

Pat Amos, nuestra primera seguidora, que nos ayudó a empezar a reunir el material que forma la base de este libro.

Portia Iversen y John Shestack, de Cure Autism Now (CAN), quienes dieron apoyo económico a nuestro trabajo cuando más lo necesitábamos.

Danny Homan, que trabajó pacientemente con nosotros en nuestro primer borrador.

Doctor Joshua B. Fryman, nuestro primer genio informático, quien hizo maravillas con el primitivo equipo electrónico con el que contábamos en aquella época para ayudarnos a analizar y organizar nuestro material.

Joe Kelly, por llenar el vacío después de que Joshua se marchara a la escuela universitaria de graduados, y especialmente por haber diseñado las páginas web relacionadas con nuestro trabajo.

Jim Qualizza, quien continúa ayudándonos con todo lo electrónico, digital y demás material.

Doctor Tom Benton, nuestro pediatra, cuya voluntad de utilizar la Prueba de Inclinación en su clínica promovió su desarrollo.

Caroline Niederkohr y su equipo del centro ACG en Gainesville, Florida (www.acgtherapycenter.com), por su cooperación para conectarnos con los padres de niños autistas.

Andrea Prince, Tana Bleser y Kathy Berger. La energía inagotable de Andrea y sus aportaciones –detrás de bambalinas– fueron el aceite en la máquina que nos liberó para que pudiéramos concentrarnos en la investigación. La ayuda de Tana en la compilación digital de las imágenes que utilizamos contribuyó muchísimo a que finalmente pudiéramos imprimir este libro. Kathy se unió al equipo recientemente y nos ayudó muchísimo a realizar la investigación de biblioteca y la compilación de los centros de tratamiento y las terapias disponibles.

Helen Horowitz, nuestra socia en Israel, que dirigía la guardería en Kibbutz Merchavia. Su entusiasmo y sus reflexiones basadas en años de trabajo con bebés, y su voluntad de ayudar, apoyaron enormemente nuestro estudio de bebés típicamente en desarrollo.

Uchma y Avner Shafran. Para cualquier cosa que necesitáramos mientras estuvimos en Israel (reuniones, ayuda técnica, e incluso una canguro), ellos siempre estuvieron felizmente dispuestos a ayudarnos.

Noga Reichman, por su apoyo inquebrantable.

Sólo puede haber sido una intervención divina lo que nos condujo hasta nuestro editor, Rudy Shur. Bien informado y atento a los más pequeños detalles, nos guió alegremente a través de las complicaciones del notoriamente arduo proceso de publicación. Nunca podremos agradecerle lo suficiente.

Uno de los beneficios adicionales de trabajar en este libro fue la oportunidad de colaborar con Joanne Abrams, nuestra correctora de textos. Nada escapaba a su meticulosa y aguda inteligencia, lo cual hizo que este fuera un mejor libro.

Las ilustraciones que muestran los patrones de movimiento de los niños son el núcleo de la obra. Damos las gracias a la artista Cathy Morrison por haber representado tan detalladamente estos movimientos.

Gracias a nuestro hijo Jonathan, que ahora está cursando su tercer año en Stanford, por haber dedicado tan generosamente sus vacaciones de invierno a leer nuestro manuscrito. Explicar nuestro trabajo en términos ordinarios no fue una tarea fácil, y no podríamos haberlo hecho sin su oído agudo y su habilidad con el lenguaje.

Por último, nos gustaría dar las gracias a las madres y los padres de niños autistas de todas partes. En la mayoría de los casos, ellos son los que llevan la carga física del cuidado diario del niño. Su lucha por crear un mundo más acogedor para el niño autista es, como mínimo, heroica. En este libro hemos intentado darles una herramienta sencilla y práctica para usar y consultar en las primeras etapas del desarrollo motor del bebé. Creemos que actualmente en el mundo del autismo no hay nada más urgente que la necesidad de establecer cuanto antes el diagnóstico.

Prólogo

En los primeros meses después del nacimiento de nuestro primer hijo, ya estábamos preocupados pensando que algo iba mal. No era nada específico, ni nada que pudiésemos encontrar en los libros sobre bebés que habíamos comprado con alegre ilusión ante la llegada de nuestro primer hijo. Nuestro pediatra veía que algo no estaba del todo bien, pero no lograba detectar cuál era el problema, y nosotros tampoco.

Cuando nuestro hijo Dov tenía veintiún meses de edad, le diagnosticaron autismo. A esas alturas, el habla no se había manifestado y la interacción social estaba siendo rápidamente desplazada por una alarmante fascinación con los patrones de luz, los objetos y los movimientos repetitivos. Ahora, al ver los primeros videos de Dov, está claro que un conjunto de síntomas altamente identificables estaban presentes cuando tenía tan sólo seis meses de edad. Esos síntomas, que todavía no son reconocidos por los padres y los médicos, son el tema de este valioso libro.

Mi marido, Jon Shestack, y yo creamos la fundación Cure Autism Now cuando nuestro hijo Dov tenía tres años, y poco después, en 1998, leí el primer artículo de Osnat y Philip Teitelbaum, el cual describía los trastornos de movimiento en las personas con autismo. Su trabajo me entusiasmó muchísimo, porque estaban midiendo algo que era objetivo y cuantificable, a diferencia de los índices altamente subjetivos de comportamiento social que se habían utilizado históricamente para

13

definir el autismo. En 1999, invité a Philip y a Osnat a hacer el discurso de presentación en la reunión anual de Cure Autism Now. Hasta la fecha, todavía me encuentro con investigadores que asistieron a dicha presentación y me dicen que fue una experiencia que nunca olvidarán. Los invitados de los Teitelbaum fueron unos mellizos de seis años a los que a la edad de tres años les habían diagnosticado autismo en la Universidad de Stanford. Ambos hermanos habían recibido una intervención temprana intensiva, pero a la edad de seis años uno de ellos era indistinguible de los niños con un desarrollo típico, mientras que el otro era severamente autista. Después de presentar su investigación, la cual incluía las diferencias de movimiento tempranas que se describen en este libro, Philip Teitelbaum nos pidió que viéramos un video casero de los mellizos cuando tenían un año de edad y, usando sus criterios, intentáramos determinar cuál de los dos niños acabaría siendo autista. Una vez que supimos qué debíamos buscar, fue evidente. Uno de los mellizos mostraba todas las señales motoras tempranas que Teitelbaum describía, mientras que el otro no.

La premisa de los Teitelbaum era simple pero ingeniosa: si se puede observar un comportamiento motor anormal en los niños y en los adultos con autismo, entonces es muy probable que esas señales sean detectables en una etapa mucho más temprana del desarrollo. Esto quería decir que un diagnóstico muy temprano era posible. También quería decir que, aunque el autismo se manifestaba como un trastorno social y de la comunicación, su causa subyacente podía ser otra. Esta última inferencia era importante porque, a pesar del enorme incremento de la investigación sobre el autismo en la última década, el campo ha seguido estando dominado por el modelo de comportamiento que fue establecido hace setenta años, cuando el autismo fue descrito por primera vez por Kanner. Y a pesar de los inmensos avances en la tecnología, la biología molecular y nuestra comprensión del cerebro en la última década, el autismo sigue siendo diagnosticado y descrito mediante la observación subjetiva del comportamiento, usando criterios que se basan en suposiciones sobre la causa y el significado de comportamientos específicos.

Han pasado nueve años desde que apareció el primer ensayo de los Teitelbaum y ha sido francamente frustrante que esta obra tan importante no se haya difundido más ampliamente, que no haya sido adoptada para el diagnóstico clínico, que no haya sido replicada por otros laboratorios y que todavía no haya tenido un impacto en nuestro paradigma de la investigación o haya sido utilizada para acelerar la carrera para conectar el fenotipo y el genotipo en el autismo. Por todos estos motivos doy la bienvenida a la publicación de este libro con gran entusiasmo. Cuando le pregunté a Philip Teitelbaum por qué no había habido un mayor seguimiento de su trabajo en este campo, él me lo argumentó de esta manera: «No es tanto que la ciencia sea lenta, sino que, en este caso, el principal motivo es que otros científicos en el campo del autismo no tienen el método EWMN (el *Eshkol-Wachman Movement Notation* es un sistema de análisis del movimiento que fue creado en 1958 por el profesor emérito Noa Eshkol de la Universidad de Tel Aviv y la que entonces era su alumna, la profesora emérita Avraham Wachman; para más información ver: http://www.movementnotation.com/ y http://biology.mcgill.ca/perspage/ew_page.htm). Se puede encontrar una analogía en la obra de Louis Pasteur. Dado que utilizaba un microscopio, él podía ver gérmenes que otros no podían ver. Además, deberíamos darnos cuenta de que, como ocurre en todos los demás campos artísticos y del saber (música, matemáticas, informática, etc.) es indispensable que haya un lenguaje apropiado para empezar a reunir información y para formular los conceptos que la integran».

En su libro, los Teitelbaum han logrado comunicar lo que podría haber sido un tema complejo para el lector promedio, de una forma sumamente fácil de leer y de comprender. Las señales tempranas de un posible autismo son separadas en tres categorías principales: movimiento, simetría y desarrollo motor, y cada una de ellas es descrita de una forma accesible, sensata. Los autores animan y facultan a los padres a mostrarse proactivos en la investigación de problemas de desarrollo que sospechan que presenta su propio bebé. Generalmente, se les dice a los padres que pongan estos asuntos en manos de un profesional, a pesar de que, como afirman los Teitelbaum tan acertadamente, nadie conoce a un niño, o a una niña, mejor que sus padres. Incluso en la actualidad, todavía se considera una declaración radical proclamar, como lo hacen los autores, que: «No hay que ser un experto en el desarrollo infantil para identificar un comportamiento relacionado con el autismo».

La investigación de los Teitelbaum es un bienvenido cambio de paradigma en la forma en que observamos, describimos, diagnosticamos e incluso definimos el autismo. Pero quizás lo más importante es que estas señales de advertencia muy tempranas pueden alertar a los padres y a los médicos de la posibilidad de que el desarrollo se esté desviando del camino, de manera que las intervenciones terapéuticas puedan iniciarse lo antes posible.

Tengo la esperanza de que este libro acelerará un alejamiento del viejo modelo conductual que ha dominado el campo del autismo desde sus inicios y que inspirará una mayor expansión y reproducción de la importante obra de los Teitelbaum. Me uno a Philip y a Osnat en la afirmación de que los padres son los mayores expertos cuando se trata de su propio hijo o hija, y en animarlos a que tengan confianza en sus propias observaciones. Tengo el privilegio de conocer a Philip y a Osnat y su increíble obra, y me siento agradecida por su infatigable dedicación a ayudar a nuestros niños.

PORTIA IVERSEN
Cofundadora de Cure Autism Now
Autora de *Strange Son*

$\mathcal{P}$refacio

Nuestras observaciones de los patrones de movimiento en los bebés que más tarde fueron diagnosticados como autistas comenzaron después de que Philip asistiera a una charla dada por nuestro buen amigo, el ya fallecido doctor Ralph Maurer. Pionero en la investigación sobre el autismo, el doctor Maurer mostró videos de niños autistas entre las edades de tres y once años, y comparó sus modos de andar atípicos –sus patrones al andar– con los de los pacientes de Parkinson. Los videos mostraban marcadas similitudes entre los niños pequeños y las personas mayores con Parkinson.

Philip estaba intrigado. Razonó que, si los niños autistas exhiben movimientos atípicos cuando tienen tres años de edad, probablemente exhiben patrones de movimiento inusuales cuando son bebés, antes de que los métodos tradicionales puedan diagnosticarlos como autistas. Para saber si esta idea era correcta, necesitábamos encontrar niños que ya hubiesen sido diagnosticados con autismo y ver videos que les hubieran hecho cuando todavía eran bebés. ¿Quién podía tener este tipo de videos? Los padres de los niños.

Pusimos anuncios en los boletines informativos de organizaciones locales creadas para ayudar a los padres de niños autistas. Poco después, los padres comenzaron a enviarnos videos, y Osnat empezó a verlos y a registrar los movimientos de los niños. Para hacerlo, utilizó un sistema de análisis muy especial llamado *Eshkol-Wachman Move-*

ment Notation (EWMN). Publicado por primera vez en 1958 por Noa Eshkol y Avraham Wachman, el EWMN es un lenguaje del movimiento. Utilizándolo, uno puede observar patrones de movimiento, ponerlos por escrito y leerlos. Al hacer esto, es posible encontrar un orden en patrones de movimiento aparentemente caóticos y carentes de significado. Vale la pena señalar que sin el EWMN, los movimientos de estos bebés no podrían haber sido comparados significativamente con los de los bebés no autistas. Por regla general, un lenguaje verbal como el inglés simplemente no está hecho para describir adecuadamente el movimiento. Por ejemplo, si alguien te dice que levantes la mano por encima de tu cabeza, podrías interpretar esta instrucción de una variedad de maneras. Podrías levantar primero el brazo hacia adelante y luego llevar la mano hacia arriba. O podrías levantar el brazo hacia un lado y moverlo formando un arco hasta que tu mano esté por encima de tu cabeza. Con el EWMN, el movimiento puede ser descrito y anotado de una forma que no deja lugar a una interpretación errónea.

Dada la tecnología de la época, observar y registrar los movimientos era un proceso lento. Los videos normalmente eran de cumpleaños, fiestas, vacaciones: acontecimientos especiales en la vida familiar. Nos tomó tiempo localizar secuencias ininterrumpidas de los movimientos de los bebés y registrar el camino de cada extremidad por separado, de manera que pudiéramos formar una «imagen» duradera en símbolos. No podíamos congelar las imágenes o volver a ver secciones clave a diferentes velocidades. En lugar de eso, Osnat tenía que ver cada video una y otra vez. Para concentrase en el movimiento, apagaba el sonido, eliminando así el contexto social. Nos llevó cinco años terminar el estudio inicial sobre los movimientos de los niños.

Mientras Osnat observaba a los niños darse la vuelta, sentarse, ponerse de pie y andar, ciertos patrones de movimiento atípicos empezaban a repetirse. En poco tiempo, quedó claro que, incluso en los primeros meses de vida (mucho antes de que estos niños mostraran los problemas de lenguaje y socialización que normalmente se utilizan para diagnosticar el autismo), había señales de que algo iba mal. La mayoría de los niños que posteriormente fueron diagnosticados como autistas, o tuvieron problemas para aprender habilidades motoras como darse la vuelta y sentarse durante el primer año, o directamente fueron incapaces de dominar estas habilidades por completo.

Cada vez que Osnat notaba un patrón de movimiento atípico, lo comentaba con Philip, quien utilizaba sus conocimientos de neurología para entender mejor el movimiento. Este proceso tampoco era fácil. Sentados o tendidos en el suelo de nuestro despacho, a menudo intentábamos duplicar los movimientos que veíamos para poder comprender lo que estaba ocurriendo con estos niños.

Nuestro ensayo original de 1998, «Movement Analysis in Infancy May Be Useful for Early Diagnosis of Autism», publicado en *Proceedings of the National Academy of Sciences (PNAS)*, se basaba en nuestra observación de diecisiete niños. Poco después de que apareciera el ensayo, *The New York Times* publicó un artículo sobre nuestros descubrimientos, y empezamos a recibir numerosos videos enviados por padres de niños autistas y con Asperger. Al igual que los primeros videos, los nuevos mostraban ciertos movimientos atípicos una y otra vez. Hasta la fecha, hemos descubierto estos movimientos en más de cien videos.

A menudo, los videos que recibíamos iban acompañados de cartas de los padres. Nos asombró el hecho de que muchos padres habían *sabido* que algo iba mal con sus bebés desde el principio, pero no habían logrado convencer al médico del niño de que había un problema. La carta siguiente es semejante a muchas cartas que recibimos.

Querido doctor Teitelbaum:

He leído con gran interés su ensayo de 1998 titulado «Movement Analysis in Infancy May Be Useful for Early Diagnosis of Autism». Tengo un hijo autista de dieciséis años y ahora tengo una nieta de ocho meses que creo que podría estar mostrando señales de autismo. También presenta muchas señales de un trastorno del movimiento. A la edad de ocho meses, nunca se ha dado la vuelta hacia ninguno de los dos lados y, de hecho, detesta estar tumbada sobre su barriga, no parece tener ninguna idea de cómo gatear o sentarse, pero necesita ayuda si está en el suelo sola. Hace muchas de las cosas que usted explicaba en su ensayo, y cuando le hago la prueba de inclinación, no endereza la cabeza. El problema es que incluso muchos de los mejores médicos de esta zona nos dicen que es demasiado pronto para diagnosticar autismo, y me recomiendan que mantenga una actitud de espera con respecto a sus problemas de movimiento, los cuales a mí me parecen bastante severos.

Me pregunto si usted conoce a alguien en esta zona del país que pudiera tomarse en serio nuestras preocupaciones y nos recibiera. No estoy buscando un diagnóstico, sino ayuda para intervenir en lo que podría ser un caso de autismo si las cosas no se trabajan ahora y si no se ayuda a mi nieta a tener un funcionamiento óptimo. Hemos insistido en captar su atención con más regularidad y lo hemos ayudado a ser más receptiva con nosotros, pero no sabemos qué hacer con sus dificultades de movimiento. ¿Tiene usted otras sugerencias?

Ninguno de los médicos que conozco, que son los más reconocidos de la zona para establecer el diagnóstico de autismo, confiesa saber que un trastorno del movimiento puede estar presente en los primeros meses de vida. ¿Es que esto no es de conocimiento general en la bibliografía sobre el diagnóstico?

Gracias por cualquier ayuda que me pueda dar.

Atentamente,
M.G.

Además de recibir videos y cartas de madres y padres de todo el país, con frecuencia, en conferencias científicas, los padres se acercaban para hablar con nosotros. Después de que informáramos de un comportamiento temprano de los bebés que más adelante serían diagnosticados de autismo o de síndrome de Asperger, los padres solían decirnos: «Usted acaba de describir a mi hijo». Pronto se hizo patente que muchos padres necesitaban ayuda para determinar si sus bebés podían estar corriendo el riesgo de ser autistas o tener el Asperger. Además, necesitaban profesionales dedicados al cuidado de los niños que fueran conscientes de que no todos los niños «superan» sus problemas con las habilidades motoras y que ciertos movimientos atípicos, cuando persisten con el tiempo, pueden indicar que hay un daño neurológico asociado al autismo.

El mundo que rodea al autismo es grande y está lleno de información opuesta y a menudo contradictoria. Una cosa en la que los profesionales del autismo parecen estar de acuerdo es que cuanto antes se diagnostique el autismo y cuanto antes se inicie la terapia, mayores serán las posibilidades de que se pueda ayudar al niño. Tenemos la esperanza de que este libro abra la puerta a un nuevo enfoque del diagnóstico del autismo, permitiendo que los padres y los profesionales por igual puedan ayudar a los niños en los inicios de sus vidas, cuando esta ayuda puede ser de mayor valor.

«*Antes bien, sabed que debemos recurrir
a la propia la naturaleza,
a la observación del cuerpo en la salud
y en la enfermedad, para conocer la verdad*».

HIPÓCRATES

Introducción

A principios de la década de los cuarenta, los médicos Leo Kanner y Hans Asperger publicaron estudios sobre niños que mostraban, en palabras de Kanner, «un aislamiento autista». Estos niños preferían los objetos antes que a las personas y parecían desconectar de todo cuanto les rodeaba. También exhibían dificultades de lenguaje, así como problemas en la comunicación no verbal. Poco después, los niños que compartían estas características ya eran descritos como niños con *autismo*.

Ahora, varias décadas después de que estos médicos realizaran su trabajo, el diagnóstico del autismo sigue apoyándose principalmente en los criterios proporcionados por Kanner y Asperger. La mayoría de los expertos diagnostican el autismo sobre todo mediante la evaluación de la interacción social, la adquisición del lenguaje y la comunicación no verbal. Aunque éste puede ser un medio efectivo para determinar si un niño[1] es autista, presenta un problema: la interacción social y las habilidades de comunicación no suelen ser evidentes hasta que el niño tiene dos años de edad, o incluso cuando es mayor. Sin embargo, los expertos están de acuerdo en que cuanto antes se realice una intervención, mejores serán los resultados para el niño. Ahora sabemos que el autismo

---

1. Aunque a lo largo del libro siempre se hablará de «el niño» y «el bebé», en género masculino, todos los comentarios e informaciones deben hacerse extensibles a ambos géneros. *(N. de la T.)*

25

es una señal de una deficiencia neurológica: un daño en el cerebro. Durante el primer año en la vida del niño, el cerebro se desarrolla con rapidez y es más capaz de compensar las áreas que no están madurando adecuadamente. Aunque la experiencia nos muestra que una terapia apropiada puede ayudar incluso a niños autistas mayores a superar muchos de sus problemas, la terapia también podía ser mucho más eficaz si se iniciara antes en la vida.

Durante casi dos décadas, nuestros estudios nos han mostrado una manera de identificar las señales de autismo sin apoyarnos en las habilidades de socialización o de lenguaje. Observando los patrones de movimiento atípicos de los bebés y usando nuestras especialidades combinadas (análisis del movimiento y neurociencia) para entender estos comportamientos, hemos aprendido que algunas señales potenciales de autismo y del síndrome de Asperger pueden verse en los primeros años de vida. Este libro fue diseñado para compartir con vosotros nuestros hallazgos sobre el autismo.

¿Tiene autismo tu bebé? es el primer libro que proporciona un medio para identificar las primeras señales del autismo durante el primer año de vida del bebé, antes de que adquiera el lenguaje y empiece a interactuar con sus semejantes. Al ver videos de bebés a los que más adelante se les diagnosticó autismo o el síndrome de Asperger, y comparándolos con los videos de niños no autistas de la misma edad, hemos podido identificar problemas en las habilidades motoras que podían indicar un defecto neurológico asociado con estos trastornos. Durante el primer año de vida, el bebé típico aprende a darse la vuelta, a gatear, a sentarse y a andar, y cada uno de estos hechos cruciales se logra mediante unos movimientos específicos. Esto nos proporciona estándares de comparación con los que podemos evaluar el desarrollo motor de los niños que serán autistas. Lo que hemos descubierto es que los niños autistas muestran movimientos que son muy distintos a los de los niños típicos. En el pasado, muchos padres de niños autistas parecían haber sabido «intuitivamente» que algo le pasaba a su bebé, pero les decían que debían esperar a que las señales de autismo fueran más evidentes y pudieran ser identificadas por profesionales. Pero ahora no hay que ser un experto en el desarrollo infantil para identificar un comportamiento relacionado con el autismo. Con la ayuda de este libro, cualquier padre o madre,

abuelo o abuela, u otro cuidador, puede detectar fácilmente los movimientos reveladores que indican un potencial problema neurológico.

¿Tiene autismo tu bebé? empieza proporcionando una historia concisa del autismo, definiendo este trastorno y examinando cómo la comunidad médica moderna diagnostica y trata el autismo y el síndrome de Asperger. Luego te presentamos nuestra investigación y, lo que es más importante, nuestra revolucionaria forma de detectar movimientos que pueden indicar el desarrollo de estas condiciones.

El capítulo 2 explora la simetría y explica cómo tu comprensión de este concepto puede ayudarte a identificar a los niños que más adelante pueden desarrollar autismo. Los seres humanos son simétricos, no sólo en su configuración física, sino también en su forma de moverse. Esto es importante porque hace que sea fácil ver los movimientos asimétricos que pueden indicar la presencia de problemas neurológicos como el autismo.

Los reflejos se abordan en el capítulo 3. Este capítulo primero te proporcionará información sobre los reflejos que están presentes desde el nacimiento y luego veremos algunos reflejos que se adquieren durante el primer año de vida. Te enterarás de que, en un bebé típico, estos reflejos aparecen y desaparecen en momentos predecibles. Cuando no actúan como se espera, interfieren en el desarrollo motor, proporcionando otro medio para identificar a los niños que podrían tener autismo.

El capítulo 4 presenta la Escalera del Desarrollo motor: el proceso transicional que experimenta el bebé mientras pasa de un relativo desvalimiento a la independencia de la que disfruta cuando puede caminar. Una vez más, el movimiento del bebé promedio al ascender por la Escalera es bastante predecible, pero el progreso de un niño con autismo no suele avenirse al de un niño no autista.

Los capítulos 5-8 examinan, cada uno de ellos, un peldaño importante en la Escalera del Desarrollo Motor. El capítulo 5 se concentra en el acto de darse la vuelta (rodar), el capítulo 6 en gatear, el capítulo 7 en sentarse y el capítulo 8 en andar: el cénit de la Escalera. En cada capítulo, primero aprenderás cómo alcanza el bebé típico este hito motor. Luego verás los problemas que encontraron los niños a los que más adelante se les diagnosticó autismo o síndrome de Asperger. A lo largo de cada capítulo habrá ilustraciones que te ayudarán a entender exactamente qué es lo que deberías buscar. De igual importancia, una sección de «Qué puedes hacer» primero te guiará para que observes y registres eficazmente el progreso de tu bebé y luego te proporcionará ejercicios y actividades que pueden impulsar su desarrollo motor.

El capítulo 9, «Buscar ayuda», te guía para que puedas hacer exactamente eso. El capítulo empieza con consejos sobre cómo explicar eficazmente los problemas motores de tu bebé a su médico. Luego te presenta varios programas que pueden proporcionarle a tu bebé la ayuda que necesita. Por último, comenta la opción de crear un equipo de especialistas, terapias y actividades que estén específicamente pensadas para tu hijo o hija.

Sabemos que, dado que estás tan cerca de tu bebé y te preocupas por él a diario, eres la persona que con mayor probabilidad observará problemas en su comportamiento. Por este motivo, hemos incluido en este libro muchas de las herramientas que necesitarás para ayudarlo. «Un cuaderno de observación», que comienza en la pág. 197, te ofrece un espacio para que registres los movimientos de tu bebé, ayudándote a crear una imagen clara de su desarrollo. «Lecturas recomendadas (pág. 189) te ofrece la oportunidad de aprender más sobre el autismo y el síndrome de Asperger, y la sección de «Recursos» (pág. 179) te guía para que encuentres los programas y los terapeutas adecuados.

Uno de los objetivos al escribir este libro ha sido alentar la comunicación entre el médico de tu bebé y tú. Creemos que cuando seas capaz de reconocer patrones de movimiento atípicos y mostrárselo a tu médico, él estará más dispuesto a ayudarte y será más capaz de hacerlo. Muchos padres sienten que algo podría estar yendo mal con su hijo, pero son incapaces de comunicar el problema al médico. Este libro pretende acercar a los padres y el médico.

Los movimientos corporales son un reflejo externo del funcionamiento del sistema nervioso. Creemos que, cuando se aprende cuáles son los movimientos específicos asociados al autismo, se puede identificar a los bebés que están en riesgo cuando éstos tienen sólo entre seis y ocho meses de edad. Esto no significa que tu bebé no va a necesitar ayuda para ascender por la Escalera del Desarrollo motor, significa que tu hijo podrá recibir la ayuda que necesita en la época en la que es más fácil para él aprender, crecer y avanzar hacia un futuro más satisfactorio.

Antes de que pases la página y empieces a aprender más sobre el autismo, queremos señalar otra cosa importante. Si otras personas insisten en que los problemas de tu bebé se solucionarán con el tiempo, pero sientes que necesita ayuda *ahora*, debes actuar de acuerdo con lo que crees. Recuerda que tú eres el primer, y el mejor, defensor de tu hijo. Mantente firme y no te dejes convencer.

ᴄꙮ

¿Qué es el autismo?

El autismo no es un trastorno nuevo. De hecho, la palabra «autismo» fue acuñada hace más de un siglo. Sin embargo, con el paso de los años, nuestra definición de autismo ha cambiado, al igual que nuestra comprensión de este trastorno.

Este capítulo ofrece, en primer lugar, una historia concisa del autismo, e intenta describir este trastorno. Luego examina cómo la comunidad médica define, diagnostica y trata el autismo en la actualidad. Por último, te presentamos brevemente nuestra investigación sobre este trastorno: una investigación que, creemos, ofrece nuevas esperanzas para los bebés de todas partes.

Una breve historia del autismo

Antes del siglo XX, el diagnóstico del autismo era inexistente. A aquellas personas que tenían lo que actualmente se denomina autismo se les diagnosticaba otro trastorno: normalmente esquizofrenia juvenil o retraso mental. Por este motivo, los niños autistas solían ser internados en una institución.

Eugen Bleuler, un psiquiatra suizo, introdujo por primera vez el término *autismo* en 1911, basando la pala-

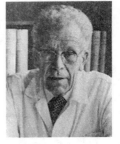

Hans Asperger

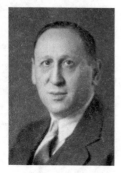

Leo Kanner

Las obras de Leo Kanner y Hans Asperger formaron la base del estudio moderno del autismo.

bra en el griego *autos*, que significa «uno mismo». Sin embargo, Bleuer no utilizaba el término para describir a las personas que actualmente identificaríamos como autistas, sino que lo aplicaba a las personas con esquizofrenia que mostraban un retraimiento extremo de la vida social.

Varias décadas antes de que Bleuler acuñara el término, se dio un nuevo significado al término autismo. A finales de los años treinta, un psiquiatra de origen austriaco llamado Leo Kanner empezó a realizar un estudio específico sobre once niños en el Johns Hopkins Hospital de Baltimore, Maryland. Esto culminó en el artículo clásico de Kanner de 1943, «Alteraciones autistas del contacto afectivo», en el cual describía a los niños de su estudio diciendo que tenían «un aislamiento autista extremo». Un año más tarde, Hans Asperger, un pediatra austriaco que trabajaba independientemente de Kanner, publicó «Psicopatía autista en la infancia». En su artículo, Asperger describía a varios niños que, aunque diferían en algunos aspectos de los pacientes observados por Kanner, compartían la característica de que parecían mostrarse distantes y no interesados en las otras personas.

A pesar del hecho de que ni Kanner ni Asperger tuvieron acceso a la tecnología médica de la actualidad, sus observaciones son fundamentales para el campo del autismo hoy en día. Ambos médicos creían que los niños que ellos estudiaban sufrían un trastorno subyacente. Lo más interesante eran las características del comportamiento autista que los dos médicos describían. Éstas incluían:

• «Aislamiento autista», es decir, una tendencia a quedarse fijados en una actividad estereotípica (repetitiva), dejando fuera cualquier cosa del mundo exterior, tanto una persona como una situación. Esta separación de uno mismo del resto del mundo es la piedra angular de lo que se denomina autismo. De hecho, en la época en que Kanner y Asperger estaban escribiendo esto, muchos niños autistas eran considerados inicialmente sordos porque parecían estar completamente abstraídos de los sonidos que había a su alrededor.

• **Una preferencia por las cosas frente a las personas.** Los niños autistas ignoran y evitan a las personas que hay a su alrededor, incluidos sus padres. De hecho, parecen considerar a las personas como «cosas» que deben ser ignoradas o con las que hay que tratar, pero sin ningún apego emocional.

• **Dificultades con el lenguaje, las cuales pueden adoptar una variedad de formas.** Algunos niños con autismo no hablan tan pronto como los niños típicos. Algunos no hablan hasta los tres años de edad, y unos pocos, no lo hacen hasta el final de la adolescencia. Algunos niños empiezan a balbucear a tiempo y luego hacen una regresión al utilizar una forma de lenguaje llamada *ecolalia*, en la cual repiten todo lo que la otra persona acaba de decir, o parte de ello. Muchos nunca utilizan el pronombre de primera persona «yo», sino que, en lugar de eso, se refieren a sí mismos como «tú». Por ejemplo, un niño autista podría declarar, «*Tú* quieres un caramelo», cuando lo que quiere decir es «*Yo* quiero un caramelo». En la mayoría de los casos, son las dificultades con el lenguaje las que, inicialmente, hacen que el niño autista llame la atención.

• **Comportamiento ritualista y obsesivo, el cual puede adoptar una variedad de formas.** Con frecuencia, una vez que una acción es llevada a cabo de una determinada forma, el niño autista insistirá en que siempre se realice de la misma forma. En otras palabras, estos niños insisten en la «igualdad repetitiva». Por ejemplo, cuando un niño viaja del punto A al punto B, puede insistir en que siempre se tome la misma ruta que se utilizó la primera vez que fue de A a B. Incluso los cambios más mínimos en la rutina pueden provocar una rabieta. Los niños autistas también pueden tener sistemas especiales para ordenar sus objetos favoritos.

• **Una intolerancia a los ruidos fuertes, a algunos movimientos y a otros estímulos sensoriales específicos.** Se sabe que los niños autistas tienen miedo a los ascensores, los aspiradores, los juguetes mecánicos, al agua que corre e incluso al viento, y sienten pánico cuando estas cosas están presentes. Kanner, quien fue el primero en percibir este fenómeno, creía que el problema era causado, no por el ruido o el movimiento en sí mismo, sino por su intrusión en el aislamiento del niño. Desde entonces, se han ofrecido otras interpretaciones. (*Véase* el recuadro de la página 35).

• **Proezas de memoria destacables y otras habilidades mentales inusuales.** Aunque esto no se aplica a todos los niños autistas, algunos niños con este diagnóstico tienen una memoria asombrosa para cosas específicas, como poemas o trivialidades sobre deportes; son capaces de realizar cálculos matemáticos que bordean la genialidad; tienen habilidades musicales asombrosas o exhiben otros talentos extraordinarios.

• **No sonríen durante sus primeros años de vida, y a veces posteriormente tampoco, y carecen de expresión facial cuando hablan.** Kanner informó por primera vez que muchos niños autistas no sonríen y que su habla no suele ir acompañada de expresiones faciales o gestos. Nuestras propias observaciones han mostrado que algunos niños a los que más adelante se les diagnosticó autismo no sonreían en absoluto cuando eran bebés. En ocasiones, esto se debe a una forma de parálisis llamada boca de Moebius, de la que hablamos en la pág. 51.

Aunque los pioneros en el estudio del autismo, Leo Kanner y Hans Asperger, originalmente exploraron una potencial relación entre el autismo y la esquizofrenia, finalmente los dos científicos estuvieron de acuerdo en que son dos trastornos distintos.

Es importante señalar que tanto Kanner como Asperger comentaron que podía haber una relación entre el autismo y la esquizofrenia, pero estuvieron de acuerdo en que son trastornos distintos. La diferencia más significativa entre los dos trastornos es que incluso la aparición más temprana de esquizofrenia es precedida por al menos dos años de desarrollo normal, mientras que los niños autistas muestran evidencias de su trastorno desde el inicio de sus vidas. Por este motivo, como explicaremos en capítulos posteriores, es posible detectar el autismo bastante pronto en los primeros meses de vida.

Quizás, al principio, debido a la Segunda Guerra Mundial, los hallazgos de Kanner y Asperger generaron poca respuesta. Pero durante los años setenta y ochenta, unas cuantas personas (Lorna Wing, Michael Rutter, William Condon, Uta Frith y Edward Ornitz, por nombrar solo algunas) exploraron todavía más la naturaleza del autismo, buscaron sus causas e idearon métodos de tratamiento. Para cuando Leo Kanner falleció en 1981, sus descubrimientos, así como los del otro pionero, Hans Asperger, ya eran conocidos mundialmente, y el autismo era reconocido como un diagnóstico válido.

Una perspectiva personal sobre el autismo

Es posible que Leo Kanner haya sido la primera persona en escribir sobre la intolerancia del niño autista a los ruidos fuertes y a los movimientos inesperados (*véase* el comentario en la pág. 33). Pero, ciertamente, Kanner no fue el último en hacer observaciones sobre este fenómeno, porque una aversión a ciertos estímulos sensoriales es característica de muchas personas autistas.

Algunos expertos, incluido Kanner, han intentado explicar la reacción, en ocasiones exagerada, de los niños autistas a estímulos que a la persona no autista le parecen insignificantes, o incluso agradables. Un relato de los más curioso y revelador es el que ofreció Temple Grandin, una mujer autista de alto funcionamiento que ahora disfruta de una carrera exitosa diseñando equipamiento para ganado de cría y enseñando ciencia animal en la Universidad Estatal de Colorado. En su autobiografía, *Emergence: Labeled Autistic*, Grandin presenta una imagen fascinante de cómo una persona autista experimenta el mundo que la rodea.

Desde niña, Temple Grandin era sumamente sensible al ruido y al tacto. Grandin describe su audición como algo semejante a tener puesto un aparato auditivo que siempre está puesto en «muy fuerte». Aunque Gradin siempre anhelaba el abrazo de una madre, experimentaba el abrazo como una aterradora «ola gigantesca» de estimulación, mientras que cualquier prenda de vestir desconocida le parecía insoportablemente raspante y le picaba. Su respuesta a los ruidos fuertes era simplemente desconectar de todo sonido, lo cual hacía que a veces pareciera sorda. Cuando se enfrentaba a abrazos u otra estimulación táctil no deseada, ella se echaba hacia atrás y se daba la vuelta.

El autismo de Temple Grandin no desapareció. Ella aún tiene las anormalidades cerebrales que probablemente le causaron el autismo. Todavía le molestan los ruidos agudos y no le gustan los sitios como los centros comerciales y los aeropuertos llenos de

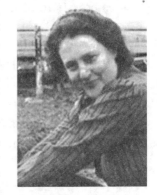

Temple Grandin

gente, los cuales producen muchos sonidos confusos y opuestos. Y Grandin aún sufre de una hipersensibilidad al tacto. Pero ha recorrido un largo camino desde su difícil infancia y ahora es capaz de enfrentar mejor los estímulos irritantes. En libros, conferencias y artículos sobre su trastorno, ella atribuye su progreso a una excelente terapia de la palabra, a una madre que la instruyó personalmente en la lectura, una profesora imaginativa que la guió hacia una carrera adecuada, y a los antidepresivos, que han controlado su ansiedad y han mejorado su forma de hablar y su sociabilidad. Debido a sus experiencias, tanto positivas como negativas, ella pone énfasis en la necesidad de que haya una variedad de programas que sean individualizados para cada niño. Sobre todo, recalca que una intervención temprana, intensa, proporciona la mejor prognosis para los niños autistas.

El interés en el autismo ha continuado, muchos estudios se han centrado en este trastorno, y se han dado grandes pasos para identificar su causa. Debería señalarse que en los años cuarenta, las observaciones de Leo Kanner de niños autistas y de sus familias condujeron a la escuela de pensamiento de la «madre nevera». Popularizada por el psicólogo infantil Bruno Bettelheim, la etiqueta de «madre nevera» se basaba en la idea de que el autismo es causado por la falta de calidez emocional de la madre. Esta idea fue desacreditada con el tiempo, y desde entonces se han ofrecido otras explicaciones del trastorno. Algunas personas han sugerido que el timerosal, un conservante con base de mercurio utilizado en las vacunas rutinarias de la infancia, está relacionado con el desarrollo del autismo. Éste es un tema sumamente polémico. No obstante, hay fuertes evidencias de que las variantes del ADN (en otras palabras, la genética) están en la raíz del autismo. Esto explicaría por qué en algunas familias hay hasta tres o cuatro niños diagnosticados con este trastorno. El estudio de los cerebros de las personas autistas ha revelado anormalidades en el tronco encefálico y en el cerebelo (*véase* pág. 77 para obtener información sobre la anatomía del cerebro). Todavía no se conoce el mecanismo a través del cual los genes pueden causar un desarrollo atípico del cerebro.

> Durante la primera mitad del siglo xx, algunos investigadores creían que el autismo estaba causado por una falta de calidez parental. Esta idea fue descartada más adelante en el mismo siglo.

El autismo en la actualidad

Actualmente el autismo es considerado uno de los diversos trastornos que están bajo el paraguas del término *trastornos del espectro autista* (TEA). Las opiniones acerca de exactamente qué trastornos abarca este término difieren. Aparte del autismo, muchos expertos incluyen en síndrome de Asperger, el trastorno degenerativo infantil, el síndrome de rett y el trastorno generalizado del desarrollo – no especificado. Los cinco trastornos TEA se caracterizan por interacciones sociales y habilidades de comunicación alteradas, así como patrones de comportamiento repetitivos. El recuadro de la pág. 38 presenta los criterios utilizados para diagnosticar trastornos autistas tal como aparecen en *Diagnostic and Statistical Manual of Mental Disorders,* una publicación de la American Psychiatric Association.

De los cinco trastornos TEA, el autismo y el síndrome de Asperger son los más comunes, y en este libro exploramos estos dos trastornos. ¿Cuál es la diferencia entre autismo y Asperger? El autismo normalmente es definido como un trastorno del desarrollo caracterizado por problemas con la interacción social, el lenguaje y otras formas de comunicación, y el aprendizaje. También puede incluir un comportamiento repetitivo, el deseo de tener una rutina y habilidades mentales asombrosas. Las personas con síndrome de Asperger pueden tener muchas de las mismas características, pero tienden a tener CI más altos y a desarrollar el lenguaje a una edad normal. Sin embargo, a menudo carecen de la habilidad de reconocer indirectas sociales y de responder adecuadamente a situaciones sociales. Además, las personas con Asperger suelen desarrollar intereses especializados y hablar de ellos obsesivamente usando un lenguaje adulto. Por esta razón a veces se le llama el *síndrome del pequeño profesor.* Algunos expertos también han observado que los niños con Asperger son torpes en sus movimientos, y esta torpeza es utilizada por algunos como un indicador específico del síndrome de Asperger. No obstante, debería señalarse que las personas diagnosticadas de autismo también pueden ser torpes.

En este libro, usamos las palabras «autista» y «autismo» como términos paraguas para referirnos tanto al autismo como al síndrome de

Asperger. Utilizamos el término «Asperger» únicamente para referirnos a ese síndrome específico.

Criterios de diagnóstico para el trastorno autista

El *Manual de Diagnóstico y Estadística de los Trastornos Mentales (MDE)* es una guía de referencia diseñada para los profesionales de la salud mental. Publicado por la American Psychiatric Association, es utilizado en todo el mundo por médicos e investigadores. A continuación, presentamos los criterios más recientes del MDE para el diagnóstico del autismo, del síndrome de Asperger y otros trastornos del espectro autista.

A. Un total de seis (o más) ítems de (1), (2) y (3), con al menos dos de (1) y uno de (2) y de (3).

1. Deficiencia cualitativa en la interacción social, manifestada por, como mínimo, dos de los siguientes puntos:
   a. Marcada deficiencia en el uso de múltiples comportamientos no verbales como el contacto visual, la expresión facial, las posturas corporales y los gestos para regular la interacción social.
   b. Incapacidad de desarrollar relaciones apropiadas con sus pares, para su nivel de desarrollo.
   c. Una falta de intento espontáneo de buscar disfrute, intereses o logros con otras personas (por ejemplo, no muestra, trae o señala objetos de interés).
   d. Falta de reciprocidad social o emocional.

2. Deficiencias cualitativas en la comunicación, manifestadas por, como mínimo, dos de los siguientes ítems:
   a. Retraso en el desarrollo del lenguaje hablado, o ausencia total de él (no acompañado por un intento de compensar mediante modos alternativos de comunicación como gestos o mimo).
   b. En personas con un habla adecuada, una marcada deficiencia en la capacidad de iniciar o sostener una conversación con otras personas.
   c. Uso estereotipado y repetitivo del lenguaje o de un lenguaje idiosincrásico.
   d. Ausencia de juego variado y espontáneo de simulación o juego social imitativo adecuado para su nivel de desarrollo.

3. Patrones de comportamiento, intereses y actividades restrictivos repetitivos y estereotipados, manifestados por, como mínimo, uno de los siguientes ítems:
   a. Una preocupación por uno o más patrones de interés estereotipados y limitados que es anormal ya sea por su intensidad o por su concentración.
   b. Una adherencia aparentemente inflexible a rutinas o rituales específicos, no funcionales.
   c. Afectaciones motoras estereotipadas y repetitivas (por ejemplo, agitar o torcer las manos o los dedos, o movimientos complejos de todo el cuerpo).
   d. Preocupación persistente por las partes de los objetos.

B. Retrasos o funcionamiento anormal en al menos una de las siguientes áreas, con aparición antes de la edad de 3 años: (1) la interacción social, (2) el lenguaje tal como se utiliza en la comunicación social o (3) el juego simbólico o imaginativo.

C. El Trastorno de Rett o el trastorno desintegrativo infantil no explican mejor el trastorno.

Reeditado con autorización del *Diagnostic and Statistical Manual of Mental Disorders*, 4.ª ed., revisión de texto (Copyright 2000). American Psychiatric Association.

¿Qué tratamientos se ofrecen para el autismo?

Actualmente, los investigadores están de acuerdo en que el comportamiento autista indica algún tipo de deficiencia neurológica. Pero, puesto que la naturaleza exacta de esta deficiencia y la severidad y presentación de los síntomas varían tanto en cada persona, no existe un tratamiento específico. En lugar de eso, existe una variedad de terapias. Éstas incluyen las siguientes, pero no se limitan a ellas. (Para saber más sobre los tratamientos que aparecen más adelante, así como sobre otras terapias, *véase* el capítulo 9).

> Aunque muchas de las características del trastorno parecen ser de naturaleza psicológica, actualmente se sabe que el autismo es una dolencia neurológica.

• **Análisis conductual aplicado (ACA).** Basado en la obra de B.F. Skinner, este método utiliza el refuerzo positivo para dar forma a un comportamiento adecuado y estimula el aprendizaje en los niños autistas. Implica una interacción individualizada entre el niño y un profesional del ACA durante cuarenta horas semanales.

• **Comunicación facilitada.** Diseñado para permitir la comunicación por parte de personas que no tienen un habla funcional, en este método participa un facilitador que utiliza el contacto físico para ayudar a la persona discapacitada a expresar sus pensamientos a través de un teclado, un tablón de imágenes o un sintetizador del habla.

• *Floortime* **(terapia de suelo).** Desarrollada por el doctor Stanley Greenspan, la terapia *Floortime* es una terapia individual intensiva en la cual el niño y un adulto (puede ser un terapeuta o el padre o la madre) realizan un juego de imitación con la finalidad de ayudar al niño a dominar los actos fundamentales del desarrollo.

• **Terapia de medicación.** La terapia de medicación utiliza fármacos para tratar los diferentes síntomas del autismo, como la hiperactividad, la ansiedad y el comportamiento agresivo.

• **Terapia nutricional.** Este enfoque utiliza suplementos y/o una dieta especial libre de gluten (trigo) y caseína (lácteos) para tratar al niño autista.

• **Terapia ocupacional.** A través del uso de actividades de la vida real, la terapia ocupacional desarrolla habilidades prácticas necesarias para la vida cotidiana, así como juegos y habilidades sociales.

• **Terapia física.** Esta terapia utiliza ejercicios y actividades físicas para enseñar habilidades motoras como andar y correr, y para mejorar la postura general, el equilibrio, la coordinación y la fuerza.

• **Terapia de reeducación sensorial.** Basada en la obra de A. Jean Ayres, esta terapia enseña al sistema nervioso a interpretar correctamente los mensajes sensoriales –los cinco sentidos, así como los sentidos del movimiento y la posición del cuerpo– y a responder de una forma adecuada.

El resultado es una mejora de la concentración, las habilidades motoras y la conducta.

• **Terapia del habla y el lenguaje.** Esta terapia está diseñada para mejorar las habilidades de comunicación verbal y no verbal.

• **El método Tomatis.** Basado en la obra del doctor Alfred A. Tomatis, el método tomatis proporciona al niño estímulos auditivos especializados de diferentes frecuencias. El propósito es reducir la hipersensibilidad al sonido, mejorar las habilidades de lenguaje y sociales, y hacer menguar los síntomas asociados al autismo.

Debido a que es tan difícil determinar cuál es el tratamiento adecuado para cada niño, los padres suelen experimentar con múltiples terapias al mismo tiempo en un esfuerzo por tratar los diversos problemas de su hijo. Muchos padres preocupados también apuntan a sus hijos a terapia visual, terapia musical, equitación, yoga y otras actividades para ayudarles a desarrollar las habilidades más débiles.

> Dado que cada niño autista es único, con sus propias fortalezas y debilidades, los padres suelen experimentar con varias terapias distintas, y combinan esos tratamientos con actividades recreativas que pueden desarrollar todavía más las habilidades.

¿Cuánto éxito tienen los tratamientos actuales para el autismo?

Puesto que el autismo y el Asperger fueron reconocidos por primera vez en la década de los cuarenta, la búsqueda de un tratamiento verdaderamente efectivo ha sido frustrante tanto para los padres como para los profesionales. Aunque muchos niños han sido ayudados, muchos otros no.

Examinemos el Análisis conductual aplicado (ACA), mencionado en la pág. 39. El ACA es ampliamente aceptado tanto por padres como por médicos, principalmente porque ha sido estudiado en profundidad y porque su efectividad es respaldada por numerosas historias anecdóticas. Un estudio publicado en 1987 afirmaba que, a la edad de siete años, aproximadamente la mitad de los cuarenta niños estudiados que estaban realizando esta terapia eran capaces de incorporarse a las clases convencionales, mostrando un impresionante nivel de éxito en comparación con el grupo que no estaba siendo tratado. Aun así, la mitad de los niños que estaban realizando el ACA *no* fueron capaces de desempeñar como los niños no autistas de la misma edad.

Otras estadísticas respaldan la efectividad limitada de los tratamientos actuales. Por ejemplo, los investigadores dicen que, con terapia, el 25 % de los niños autistas es capaz de obtener una puntuación normal en el CI y de funcionar en una escuela pública. Sin embargo, un 25 % de los niños tratados nunca desarrollan habilidades de lenguaje.

Las estadísticas mencionadas arriba no se citan para denigrar a los numerosos profesionales dedicados a tratar a niños autistas, ni para criticar las valiosas terapias que proporcionan. Antes bien, como muchos de los expertos en el campo, nosotros creemos que el principal problema de los tratamientos actuales es que se inician demasiado tarde en la vida de los niños. De hecho, una de las pocas cosas en las que está de acuerdo la comunidad del autismo es en el valor de la intervención temprana. Es más fácil dar forma al sistema nervioso –que está en el centro del autismo y el síndrome de Asperger– durante los primeros meses de vida. En ese período, el cerebro es más «plástico» y es más capaz de compensar las áreas que no están logrando desarrollarse adecuadamente. Según la doctora. Rebecca Landa, directora del Center for Autism and Related Disorders en el Kennedy Krieger Institute de Baltimore, Maryland, la evidencia indica que si los niños con autismo fueran diagnosticados a una edad menor, la intervención temprana produciría unos resultados mucho mejores que los que son posibles actualmente, con lo que se lograría una enorme diferencia en las vidas de los niños y sus familias.

> Los profesionales del autismo están de acuerdo en que una intervención más temprana tendría como consecuencia unos resultados mucho mejores para los niños autistas.

¿Por qué no se diagnostica el autismo o el Asperger en los niños cuando todavía son bebés, cuando sería más fácil ayudarlos? Si te fijas en la definición de autismo que se ofrece en la página 37, así como en el recuadro de las págs. 38-39, verás que el diagnóstico de este trastorno se centra en la interacción social, en la adquisición del lenguaje y en las habilidades de aprendizaje. Todos ellos son aspectos del desarrollo que se hacen más evidentes cuando el niño tiene al menos dos años de edad, y no cuando es un bebé. La American Academy of Pediatrics recalcó recientemente la importancia de un diagnóstico temprano, insistiendo en que a la edad de dos años, todo niño o niña ya debería haber sido evaluado en dos ocasiones para saber si tiene autismo. Pero, una vez más, se recomienda a los pediatras que busquen una ausencia de habla, ninguna palabra pronunciada a la edad de diecisiete meses, no girarse cuando uno de los padres pronuncia el nombre del bebé, y otras claves sociales y relacionadas con el lenguaje —síntomas que no es probable que ayuden durante el primer año de vida—. Lo que se necesita, por lo tanto, es un método para detectar este problema lo antes posible, tras el parto.

Una nueva manera de diagnosticar el autismo

Al examinar los videos caseros en los que se ha filmado a bebés que más tarde fueron diagnosticados de autismo o síndrome de Asperger, hemos descubierto que no sólo es posible, sino que en realidad es *fácil*, reconocer señales de estos trastornos en bebés entre seis y ocho meses de edad, y a veces incluso más pequeños. La clave para este reconocimiento más temprano está en las habilidades motoras: en otras palabras, en el movimiento. Verás, durante el primer año de vida, el bebé típico alcanza ciertos hitos motores: aprende a darse la vuelta (pasando de estar boca arriba a estar boca abajo), a gatear, a sentarse y a andar. Además, logra cada una de estas tareas de una forma específica, usando movimientos específicos. Sin embargo, por lo general, el niño al que más tarde se le diagnostica autismo muestra unos movimientos muy distintos y, a menudo, no consigue alcanzar los hitos motores esperados. Esto permite que los padres observadores detecten el potencial de autismo mucho antes de que el niño tenga la edad suficiente para interactuar socialmente o para empezar a hablar. Una vez que el problema en el desarrollo motor es detectado, puede ser señalado a un profesional, el cual puede proporcionar ayuda al bebé en una época en la que su cerebro es más capaz de cambiar y adaptarse.

En este capítulo has aprendido cosas sobre el autismo: su historia, sus síntomas y sus tratamientos. Lo más importante es que has descubierto la necesidad de diagnosticar el autismo lo antes posible, cuando la terapia puede ser más efectiva. Afortunadamente, no tienes que ser un profesional para detectar las señales de autismo. Cualquier madre o padre puede aprender a identificar los primeros problemas en las habilidades motoras que pueden estar indicando la presencia de un trastorno. El siguiente capítulo iniciará tu formación presentándote el concepto de simetría: una pista temprana sobre el desarrollo infantil normal.

CAPÍTULO 2

ↁↁ

Simetría

La simetría está presente en todas partes en la naturaleza. Sal a dar un paseo y verás que tanto los animales como las plantas tienen formas corporales y diseños simétricos. Por ejemplo, si divides una hoja en dos, descubrirás que una mitad replica a la otra —no perfectamente, pero casi.

Nosotros, los seres humanos, somos tan simétricos como el mundo natural que nos rodea, no sólo en nuestra apariencia, sino también en nuestra forma de movernos. ¿Por qué es esto importante? La simetría es la norma, de modo que cuando un niño se mueve de una forma *asimétrica* (cuando un lado es más activo que el otro, por ejemplo) esto es una señal de que existe un problema. Y, en algunos casos, ese problema es el autismo. Además, esta simetría puede ser detectada cuando el bebé tiene sólo unas semanas de edad, lo cual nos proporciona una advertencia temprana sobre retrasos en el desarrollo y un posible daño neurológico.

Este capítulo explora la simetría con un poco más de detalle. Luego observa la simetría en los

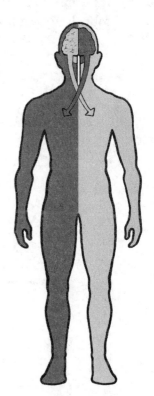

Figura 2.1
El control del cuerpo
por parte del cerebro

bebés y, lo que es más importante aún, explica cómo puedes identificar fácilmente este problema en tu propio bebé, e incluso empezar a dar pasos para corregirlo.

La importancia de la simetría

Como el resto de nuestra anatomía, el cerebro es simétrico en su estructura. Está formado por dos hemisferios, el izquierdo y el derecho, con un gran pliegue en el centro. El lado izquierdo del cerebro controla el lado derecho del cuerpo, y el lado derecho del cerebro controla el lado izquierdo del cuerpo (*véase* figura 2.1). Conectando las dos mitades está el *cuerpo calloso*, un puente grueso de tejido nervioso que permite que los hemisferios trabajen juntos (*véase* figura 2.2. Para más información sobre la anatomía del cerebro, *véase* pág. 77).

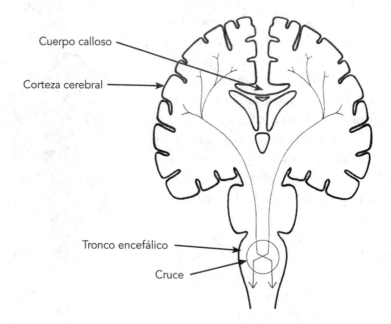

Figura 2.2
Corte transversal del cerebro

El cuerpo calloso conecta los hemisferios del cerebro,
permitiendo que trabajen juntos

Cuando un niño se mueve de una forma simétrica, ello indica que ambos hemisferios del cerebro se están desarrollando de la misma manera. Sin embargo, cuando un niño se mueve de una forma que es persistentemente asimétrica, lo más probable es que muestre una debilidad en uno de los hemisferios del cerebro.

Apreciar la simetría

Aunque quizás nunca has pensado mucho en ello, todos somos simétricos. La *simetría bilateral* (estar compuesto de dos mitades que son el reflejo la una de la otra) es un principio organizador fundamental de nuestros cuerpos. Todas nuestras extremidades y la mayoría de nuestros órganos vienen en pares, uno a cada lado. Aquellos rasgos que no vienen en pares, como la nariz y la boca, suelen estar dispuestos a lo largo de una línea central imaginaria que divide el cuerpo en dos mitades idénticas.

Los seres humanos son simétricos tanto en la forma como en la función. Cuando un niño típico se desarrolla, los dos lados de su cuerpo maduran más o menos de la misma manera y al mismo tiempo.

Pero la simetría puede encontrarse asimismo en más sitios aparte de nuestra anatomía. Nuestro desarrollo motor también es simétrico. Con esto queremos decir que, aunque cada bebé tiende a desarrollarse a su propio ritmo (un ritmo que puede diferir del de los demás bebés), sus dos lados se desarrollan más o menos de la misma manera y al mismo tiempo. Unos pocos ejemplos harán que esta afirmación quede más clara. Cuando un bebé sano de tres meses es colocado boca abajo, separa su cabeza y la parte superior de su pecho de la superficie, y se sostiene con *ambos* antebrazos. Además, los antebrazos se posicionan de la misma manera: apuntando hacia adelante y separados aproximadamente el ancho del pecho (*véase* figura 2.3). Esto permite al bebé sostener y equilibrar el torso, liberando la cabeza para poder explorar el entorno con mayor libertad. Asimismo, si un bebé sano está tumbado boca arriba y alguien agita un juguete por encima de él, puede responder de igual manera con cualquiera de los dos lados de su cuerpo alargando la mano hacia el juguete con el brazo izquierdo o con el derecho. Esta asombrosa simetría puede verse incluso cuando el bebé tiene tan solo unas semanas de vida.

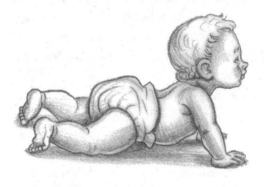

Figura 2.3
Bebé de tres meses
separa la cabeza del suelo

Cuando un bebé se
sostiene con ambos brazos
posicionados de la misma
manera, ello indica un
desarrollo simétrico.

Antes de continuar disertando sobre las simetrías y las asimetrías, deberíamos decir algo sobre la dominancia de un lado del cuerpo sobre el otro. Todos los adultos tenemos un lado del cuerpo que es dominante: un lado que usamos más que el otro. Somos diestros o somos zurdos, por ejemplo. ¿No ocurre esto también con los bebés? El hecho es que la dominancia no se produce hasta que el niño tiene cuatro o cinco años de edad. Cuando un bebé sólo tiene unas semanas o unos meses de edad, no debería haber ninguna preferencia evidente de un lado del cuerpo sobre el otro.

> Aunque todo adulto tiene un lado del cuerpo que es dominante, los niños menores de cuatro o cinco años no deberían mostrar ninguna preferencia para utilizar un lado del cuerpo más que el otro.

Reconocer la asimetría

Ahora sabes que desde que un bebé nace, la simetría es un principio gobernante tanto del desarrollo físico como del desarrollo motor. Cuando empieza a intentar coger objetos, debería ser igualmente capaz de hacerlo tanto con la mano derecha como con la izquierda. Debería poder sostenerse igual de bien con ambos brazos y girar la cabeza en ambas direcciones. Con el tiempo, debería ser capaz de gatear y, por último, andar usando ambas piernas con la misma destreza.

¿Cómo se evidencian las asimetrías? Volvamos al bebé que se sostiene con los brazos, levantándose de manera que puede mover la cabeza y mirar a su alrededor. Si te fijas en la figura 2.4, verás a un bebé tumbado boca abajo con el brazo izquierdo atrapado bajo su pecho. Si esto ocurre persistentemente, esta posición asimétrica (que no suele verse en los bebés) priva al bebé del soporte, haciendo que su brazo izquierdo sea inaccesible. Esta posición también hace que el bebé se incline o caiga hacia su izquierda, lo cual lo obliga a gastar muchísima energía intentado mantenerse en equilibrio.

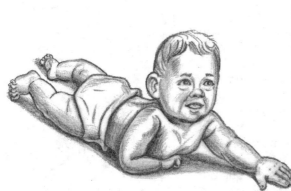

Figura 2.4
Bebé de tres meses con el brazo atrapado bajo su pecho

Esta posición asimétrica priva al bebé del apoyo que tanto necesita.

Ahora, pensemos en el bebé que intenta coger un juguete que está en movimiento delante de él. Un bebé que no se está desarrollando de la forma típica podría intentar coger el juguete, u otros objetos, siempre con la mano derecha, pero rara vez, o nunca, con la mano izquierda. También es posible que gire su cabeza en respuesta al sonido de un juguete que traquetea a su izquierda, pero no en respuesta a un juguete a su derecha.

A medida que el bebé va creciendo, estas asimetrías pueden hacerse más pronunciadas. Por ejemplo, cuando un niño aprende a darse la vuelta pasando de una posición boca arriba a una posición boca abajo, es posible que se gire sólo hacia la izquierda o sólo hacia la derecha (*véase* el capítulo 5 para aprender más sobre esto). Cuando el bebé empieza a gatear, en lugar de mover la pierna izquierda y la pierna derecha de la misma manera, es posible que gatee con una pierna mientras que con la otra pisa. (Para más

Una asimetría en el movimiento que es evidente durante los primeros meses de vida puede hacerse más pronunciada a medida que el niño crece. En otras palabras, una asimetría que aparece cuando un bebé intenta coger un juguete puede afectar, más adelante, a su capacidad de darse la vuelta, gatear y andar.

información sobre le gateo, *véase* el capítulo 6). Como cabría esperar, su progresión hacia el andar también puede verse afectada por este desarrollo asimétrico.

Cruzar la línea central

A lo largo de este capítulo, enfatizamos que el movimiento simétrico del bebé indica que ambos lados de su cerebro se están desarrollando igual de bien. Otro medio para detectar el desarrollo típico del cerebro es la capacidad del bebé de *cruzar la línea central*, es decir, su capacidad de extender cada mano pasando por encima de la línea central del cuerpo, que es una línea imaginaria que divide el cuerpo en dos mitades iguales.

A los tres o cuatro meses de edad, un bebé típico es capaz de juntar ambas manos en la línea central. Unos meses más tarde, el bebé atravesará la línea central, quizás usando el brazo derecho

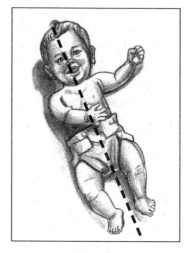

Un bebé cruzando
la línea central

para intentar coger un juguete que está en el lado izquierdo. Cruzar la línea central es un hito importante en el desarrollo motor porque indica que la mitad derecha y la mitad izquierda del cuerpo están bien integradas. Además, hay una clara indicación de que los niños que tienen problemas para cruzar la línea central experimentan un retraso en el desarrollo.

Ciertamente, sólo los robots son del todo simétricos en su estructura y en su funcionamiento. Los movimientos de todas las personas son ligeramente asimétricos en algunas ocasiones. Pero las asimetrías de posición y movimiento deberían ser breves. Sólo se convierten en un motivo de preocupación cuando una asimetría persiste y obstaculiza la capacidad del bebé de realizar ciertas tareas, desde coger objetos hasta gatear y andar. Una *asimetría persistente*, que es un motivo de preocupación, es muy obvia, aparece repetidamente y su duración es de al menos un mes. En algunos casos, las asimetrías persistentes duran toda la vida.

Qué puedes hacer

Como ya hemos comentado, no todas las asimetrías son señal de que existe un problema, pero cuando persisten durante un período de tiempo, son causa de preocupación. Afortunadamente, es fácil distinguir si tu bebé está exhibiendo una asimetría persistente. Puedes observar esto en tu propio hogar sin un equipo especializado ni consejos profesionales. Igual de importante es el hecho de que puedes dar pasos sencillos pero significativos para promover la integración de las dos mitades del cuerpo de tu bebé.

La boca de Moebius

A lo largo de este libro, explicamos cómo se pueden utilizar los patrones de movimiento del bebé para detectar el potencial de autismo o síndrome de Asperger mucho antes en la vida de lo que los expertos creen que es posible. Pero en algunos niños, un síntoma llamado *boca de Moebius* puede servir como la primera señal de que el autismo podría desarrollarse.

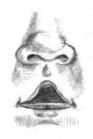

Boca típica de bebé

La boca de Moebius, que se llama así por Paul Julius Moebius, el neurólogo alemán que describió claramente por primera vez este síntoma en los adultos, es uno de los numerosos síntomas que forman el síndrome de Moebius. La forma característica de la boca de Moebius es un labio inferior muy plano y un labio superior levantado, casi triangular. Si la comparas con la boca de un bebé con desarro-

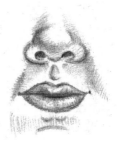

Boca de Moebius
con el labio superior levantado.

llo normal, verás que son bastante distintas la una de la otra. (*Véase* ilustraciones pág. 51).

La boca de Moebius está asociada a una función anormal de los nervios craneales VI y VII. La deficiencia de los nervios puede causar una parálisis facial de por vida, cuyo resultado no es sólo la incapacidad de sonreír y, en algunos casos, la incapacidad de parpadear o mover los ojos de un lado a otro. Debido a la parálisis, que puede existir en varios grados, en ocasiones, al niño con síndrome de Moebius le resulta difícil cerrar la boca en torno al pezón cuando está succionando. Algunos bebés necesitan que sus padres les sostengan suavemente los labios alrededor del pezón, y algunos tienen que utilizar un aparato especial para alimentarse llamado biberón Haberman.

Ten presente que, aunque la boca de Moebius a veces está ligada al autismo, no todos los niños con Moebius tienen autismo, y no todas las personas autistas tienen el síndrome de Moebius. Ten en cuenta, también, que aunque una boca de Moebius a veces puede ser detectada después del parto, en ocasiones, durante los primeros meses de vida del niño es difícil distinguir este trastorno de una boca normal. Pero si realmente está presente, acabará siendo evidente y persistirá durante toda la infancia y la edad adulta. El síndrome de Moebius es un trastorno que dura toda la vida.

No te alarmes si tu recién nacido parece tener una boca de Moebius. Solamente deberías preocuparte si la forma persiste durante al menos un par de meses. Recuerda, también, que el síndrome de Moebius *por sí solo* no implica el diagnóstico de autismo. Pero si la forma de la boca es detectada junto con uno o más de los comportamientos motores problemáticos descritos en este libro, existe una gran probabilidad de que el autismo acabe desarrollándose.

Observa y lleva un registro

Hoy en día la buena observación está olvidada. Ahora que tenemos aparatos y dispositivos para prácticamente todo, nos estamos volviendo cada vez más dependientes de las máquinas para obtener información sobre nuestros cuerpos. Aunque es verdad que la tecnología médica puede ser increíblemente exacta, eficaz y útil, el mejor equipo del mundo no puede reemplazar a tu capacidad de observar a tu hijo y notar lo que está ocurriendo.

Cuando observes a tu bebé, es fundamental que lleves un registro de lo que ves. Como ya dijimos, la asimetría es considerada persistente si continúa durante al menos un mes, de modo que debes seguir el comportamiento de tu hijo a lo largo del tiempo. Tus registros pueden ser en la forma de un diario escrito o un cuaderno (*véase* el Cuaderno de observación, que empieza en la pág. 197), o en la forma de un diario de fotos/videos. (La mayor parte de nuestra investigación se ha basado en diarios de videos creados cuando los padres encendían una cámara filmadora y la dejaban funcionando unos minutos cada vez, registrando los movimientos de su hijo

No te inquietes si observas que el niño muestra algún movimiento asimétrico durante un tiempo. Esa asimetría sólo es motivo de preocupación si dura como mínimo un mes.

o hija). Intenta poner al día el cuaderno lo más frecuentemente posible (al menos una vez por semana) para que puedas identificar los cambios, y continúa escribiendo en el cuaderno durante varios meses, e incluso durante el primer año completo de la vida de tu bebé.

Cuando estés observando a tu bebé, lo más probable es que notes cualquier problema que pueda existir (o su ausencia) si te concentras en posiciones y movimientos específicos. Algunos de los movimientos señalados abajo ya han sido comentados en este capítulo, mientras que otros no han sido mencionados todavía. Todos ellos pueden proporcionar pistas valiosas sobre el desarrollo de tu bebé.

- Compara el nivel de actividad en el lado izquierdo y en el lado derecho del cuerpo de tu bebé. ¿Te parece que las extremidades de un lado del cuerpo están más activas que las del otro lado? Si es así, ¿siempre está activo el mismo lado (izquierdo o derecho), o varía?

- Observa los ojos de tu bebé. ¿Hay uno que tiende a quedarse «atascado» en el rabillo, cerca de su nariz? Aunque esto, en sí mismo, no es una señal de alarma de autismo, puede ser significativo si aparece en combinación con otros movimientos.

- Si tu niño es suficientemente mayor como para escoger sobre qué lado duerme, fíjate qué lado elige. ¿Es siempre el mismo lado? Si es así, ¿el lado sobre el que duerme es también el lado menos activo durante sus horas de vigilia?

- Aproximadamente a los tres meses de edad, cuando tu bebé está tumbado boca arriba, junta las manos? Tal como se explica en el recuadro de la pág. 50, esto indica que los dos lados del cuerpo se están integrando simétricamente.

- Alrededor de los siete meses de edad, ¿alguna vez cruza tu bebé uno de sus brazos pasando por encima de la línea central, hacia el otro lado de su cuerpo? Éste es otro hito motor importantísimo. (*Véase* el recuadro de la pág. 50).

- Si tu bebé tiene edad suficiente para levantar la cabeza mientras está boca abajo, observa cómo lo hace. ¿Levanta la cabeza mientras se impulsa hacia arriba con *ambos* antebrazos, o intenta hacerlo sólo con un brazo? Si tiende a utilizar sólo un brazo, ¿qué brazo utiliza?

- Si tu bebé tiene edad suficiente para volver la cabeza hacia el sonido de un juguete que traquetea, fíjate si es igual de probable que gire la cabeza hacia un juguete que está hacia izquierda que hacia uno que está a su derecha. Si gira la cabeza hacia un lado únicamente, ¿en qué dirección lo hace?

- Si tu bebé tiene edad suficiente para alargar la mano para intentar coger un juguete, observa si es igual de probable que lo haga con la mano derecha que con la mano izquierda. Si no es así, ¿qué brazo tiende a usar?

- Si tu bebé tiene edad suficiente para darse la vuelta, fíjate si es capaz de hacerlo en ambas direcciones. Si no es así, ¿en qué dirección lo hace?

- Si tu bebé tiene edad suficiente para gatear, fíjate si usa ambos lados de su cuerpo por igual. Si no es así, ¿con qué pierna gatea y qué pierna arrastra o «pisa» mientras la otra gatea?

- Si tu bebé lleva varias semanas andando, ¿es capaz de coordinar las acciones de sus extremidades y andar a una velocidad constante sin caerse? Cuando los niños empiezan a andar, puede llevarles algunas semanas andar de una forma fluida y a una velocidad constante. Si, pasado este tiempo, a tu bebé todavía le cuesta, fíjate si se cae siempre hacia el mismo lado y con qué frecuencia lo hace.

Claramente, el que un bebé no pueda, por ejemplo, alargar el brazo para coger un juguete que está a su izquierda podría indicar que hay otros problemas, y no autismo. Es posible que el bebé no consiga ver el objeto, o que sea incapaz de alargar ese brazo. Pero si estos comportamientos existen (y especialmente si ocurren repetidamente a lo largo de varias semanas) es importante descubrir cuál es la raíz del problema.

Estimular la simetría

Si, a través de tus observaciones, has notado que tu bebé tiene una, o varias, asimetrías persistentes, puedes estar seguro de que hay muchas maneras en que puedes ayudar a estimular su lado más débil: el lado que está menos activo. He aquí algunos pasos sencillos que puedes dar:

* Acaricia la palma de la mano débil de tu bebé para producir como respuesta que te la coja. (*Véase* figura 2.5). Repite esto varias veces al día.

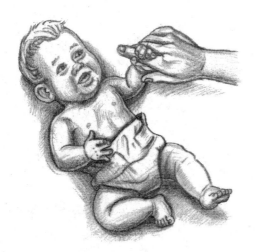

Figura 2.5
Estimular la mano de tu bebé

Acaricia la mano más débil de tu bebé para provocar que te la coja.

- Sostén un juguete (preferiblemente uno que haga ruido cuando lo muevas) delante de tu bebé, de manera que él deba extender una de sus manos para cogerlo. Si estás tratando de estimular su brazo derecho, mantente en el lado derecho de su cuerpo, pero mueve el juguete hacia diferentes puntos en el lado derecho para que tu bebé sea inducido a mover el brazo en distintas direcciones (*véase* figura 2.6).

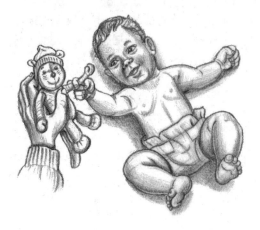

Figura 2.6
Estimular el brazo
de tu bebé

Sostén un jugete en el lado
débil de tu bebé para que
tenga que extender el brazo
para cogerlo.

- Cuando tu bebé tenga entre siete y ocho meses de edad, usa el mismo juguete mencionado en el ejercicio de arriba para inducirlo a mover su brazo más débil por encima de la línea central de su cuerpo, hasta el otro lado (*véase* figura 2.7).

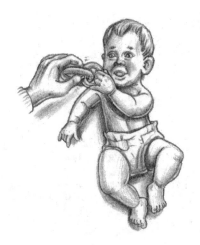

Figura 2.7
Estimula a tu bebé
para que cruce la línea
central

Utiliza un juguete para
animar a tu bebé a
cruzar la línea central.

- Utiliza tus manos para flexionar una de las piernas de tu bebé de manera que su rodilla se acerque a su estómago (*véase* figura 2.8). Luego coloca una mano contra la planta de su pie y deja que ejerza fuerza para empujar intentando alejar tu mano. Hazlo primero con cada pierna por separado y luego con ambas piernas a la vez.

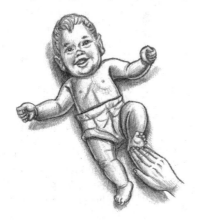

Figura 2.8
Fortalecer
las piernas de tu bebé

Anima a tu bebé a ejercer fuerza contra tu mano con su pie.

- Estimula las extremidades de tu bebé (tanto sus piernas como sus brazos) frotándolas suavemente con un trozo de tela (*véase* figura 2.9). Para la máxima estimulación, alterna entre una tela áspera y una tela suave, y entre un material cálido y un material fresco. (Para evitar asustar o hacer daño a tu bebé, no uses cualquier cosa que esté verdaderamente caliente o fría, o cualquier cosa que sea realmente abrasiva).

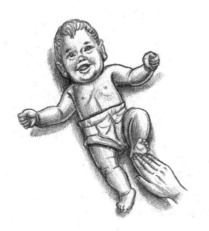

Figura 2.9
Estimular las extremidades
de tu bebé

Frota suavemente las extremidades de tu bebé con una tela para crear una estimulación sana.

- Mueve un juguete u otro objeto de un lado al otro, hacia arriba y hacia abajo, y en un círculo para que tu bebé pueda seguirlo con la mirada (*véase* figura 2.10). Asegúrate de abarcar todo el ámbito de movimiento de ambos ojos.

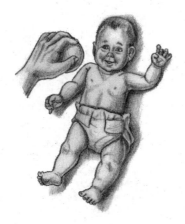

Figura 2.10
Estimular los ojos
de tu bebé

Mueve un juguete u otro objeto de un lugar a otro para ejercitar los ojos de tu bebe.

- Si tienes a tu bebé en brazos mientras lo alimentas, alterna el brazo con el que lo sostienes (*véase* figura 2.11). Esto estimulará ambos lados de su cuerpo.

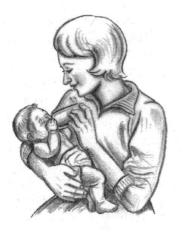 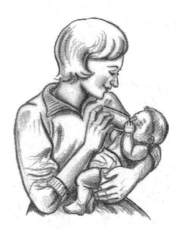

Figura 2.11
Posiciones alternas para alimentar

Favorece el desarrollo simétrico alimentando a tu bebé de un lado distinto cada vez.

- Cuando coloques a tu bebé en la cuna, acuéstalo sobre un lado distinto cada vez (*véase* figura 2.12).

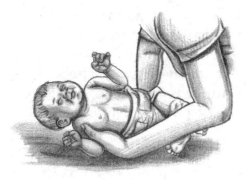

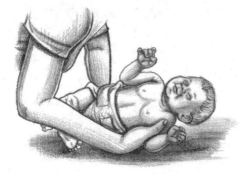

Figura 2.12
Posiciones alternas
para dormir

Estimula ambos lados
del cuerpo de tu bebé
acostándolo sobre un lado
distinto cada vez.

Busca ayuda

Si has observado una asimetría persistente en tu bebé, es importante que busques ayuda profesional (incluso si estás usando los ejercicios que acabamos de describir para empezar a tratar esta asimetría). Empieza contactando con el pediatra de tu bebé, quien quizás sea capaz de determinar si su problema está causado por una deficiencia neurológica o una dificultad fisiológica. Acuérdate de llevar los registros de tus observaciones, de manera que puedas ofrecer un relato completo del desarrollo motor de tu hijo o hija. Los registros detallados pueden ser muy útiles para un médico que se preocupa.

Si el médico de tu bebé no responde de forma satisfactoria a tus preocupaciones, no dudes en buscar una segunda opinión. El capítulo 9 te ayudará a encontrar un médico o terapeuta que pueda evaluar el desarrollo de tu bebé y proporcionarte la asistencia que necesitas.

Ahora sabes que normalmente las habilidades motoras de un niño se desarrollan de una forma simétrica. Cuando no es así, ello es una señal de que podría haber un trastorno neurológico y, posiblemente, un inicio de autismo. Aunque es probable que esto asuste a los padres de un bebé cuyo comportamiento es asimétrico, el hecho es que este comportamiento permite detectar problemas y buscar un tratamiento antes de lo que la mayoría de expertos cree posible.

Pero la asimetría no es la única señal de advertencia visible para unos padres observadores. El siguiente capítulo explora los reflejos alterados, otra forma de identificar el daño neurológico que puede ser una señal de autismo.

ℒos reflejos

Un bebé recién nacido no tiene la madurez neurológica para reaccionar al mundo con movimientos voluntarios. No puede sentarse, gatear o andar. En lugar de eso, responde al mundo con reflejos, los cuales son comportamientos que están programados en su sistema nervioso antes de que nazca. Cuando el bebé crece y se desarrolla, algunos de estos reflejos innatos desaparecen y otros permanecen. Al mismo tiempo, el bebé durante el crecimiento adquiere nuevos reflejos como una función del desarrollo neurológico.

Los reflejos de un bebé sano (los que tiene al nacer y los nuevos que desarrolla con el tiempo) son bastante predecibles, lo cual los convierte en un medio valioso para detectar posibles problemas neurológicos. Este capítulo explica primero la importancia de los reflejos y examina varios tipos de estas respuestas involuntarias. Luego habla de los problemas en los reflejos que pueden ser una señal de autismo o síndrome de Asperger.

La importancia de los reflejos

En el vientre materno, el bebé está protegido del mundo en el que está a punto de entrar. Una vez que nace y abandona la seguridad y el confort del útero, inmediatamente es expuesto a un mundo desconocido. Para sobrevivir, debe respirar por sí mismo, obtener nutrición del pecho o del biberón, y protegerse de los estímulos fuertes, como una luz brillante. Afortunadamente, está equipado con unas respuestas innatas a las que llamamos reflejos.

Los *reflejos* son patrones de movimiento fijos que ocurren automáticamente en respuesta a un estímulo específico. Por ejemplo, en respuesta a una luz muy brillante, el bebé cierra los ojos. En respuesta a estímulos dolorosos, el bebé retira los brazos o las piernas. No tiene alternativa: debe responder de esta manera. Esto significa que los niveles más altos del cerebro no están participando. De hecho, estos reflejos tempranos están ubicados en el tronco encefálico, el cual controla las funciones vitales más primitivas, como la respiración. (Para saber más sobre el cerebro, *véase* pág. 77 en el capítulo 4).

Todo bebé tiene los mismos reflejos. Estos movimientos son idénticos en sus patrones y en el momento aproximado de su aparición. Por este motivo son útiles para evaluar el desarrollo del bebé. Si un reflejo no aparece en el momento correcto o no desaparece en el momento correcto, ello es una clara señal de que el desarrollo del niño se ha alterado.

Entender los reflejos

Al nacer, el bebé tiene un repertorio de reflejos que ya están programados en su sistema nervioso. La mayoría de estos reflejos desaparecen durante el primer año de vida.

Un reflejo tiene lugar en respuesta a una estimulación de los *nervios periféricos*: los nervios que llegan a tu médula espinal y tu tronco encefálico desde otras partes del cuerpo. Los receptores sensoriales detectan el estímulo, y las fibras nerviosas sensoriales transmiten la información al sistema nervioso central —la médula espinal y el cerebro—. Luego, diferentes fibras nerviosas conducen la orden *lejos* del sistema nervioso central, otra vez hacia los nervios periféricos, y el resultado es un acto reflejo. En otras palabras, cada reflejo es una especie de «circuito neural» que asegura una respuesta rápida, automática, a un estímulo específico.

Un ejemplo de un reflejo muy simple es el reflejo rotuliano, que prácticamente todo el mundo ha experimentado durante alguna visita al médico. Para activar este reflejo, un estímulo en forma de un golpe ligero se aplica al área que está justo debajo de la rodilla. El pequeño golpe activa los receptores sensoriales en el tendón rotuliano, el cual envía un impulso la médula espinal. La información luego es transmitida de vuelta a la pierna, causando que la parte inferior de ésta se mueva rápidamente hacia delante en un acto reflejo. Este reflejo ayuda a mantener una postura de pie.

Cuando nace un bebé, ya tiene lo que se denominan *reflejos neonatales* o *reflejos primitivos*: reflejos que se desarrollan durante la vida uterina y son evidentes al nacer. La mayoría de estos reflejos, como el reflejo de succionar, desaparecen durante el primer año de vida cuando son inhibidos por los centros superiores del cerebro. Otros, como el reflejo de parpadear, deberían mantenerse durante toda la vida. (*Véase* recuadro en la pág. 67 para una lista completa de los reflejos en el recién nacido).

En algunos casos, los reflejos trabajan juntos para alcanzar un determinado objetivo. Éstos se llaman *reflejos aliados*. Por ejemplo, cuando uno toca a un bebé en la mejilla o la comisura de la boca, éste exhibe el *reflejo perioral*, girando la cabeza hacia el estímulo (el tacto), abriendo la boca y buscando un pezón. Una vez que tiene el pezón en la boca, exhibe el *reflejo de succión*, succionando vigorosamente y tragando. Juntos, estos dos reflejos aliados permiten que el bebé obtenga nutrición.

Cuando el bebé crece y tiene diversas experiencias, también adquiere nuevos reflejos, los cuales son programados en su sistema nervioso como resultado de un estímulo que se repite una y otra vez. Por ejemplo, cuando un bebé ha sido alimentado varias veces con biberón, el estímulo visual de ver un biberón es suficiente para hacer que espere con ilusión recibir el biberón otra vez. En respuesta al estímulo, alarga las manos, coge el biberón y abre la boca. Dado que esta respuesta no sólo es aprendida, sino que además combina varios reflejos en respuesta a un determinado estímulo, nos referimos a ella como *reflejo aliado aprendido*.

Un reflejo, el *reflejo tónico simétrico del cuello* (RTSC), no está presente cuando el bebé nace, sino que aparece un poco más tarde, aproximadamente cuando el bebé tiene entre cuatro y seis meses de edad. Este reflejo es desencadenado por la extensión (estiramiento) o la flexión (inclinación) de la cabeza del bebé. Cuando la cabeza del bebé se extiende hacia atrás, el resultado es un estiramiento de los brazos y una flexión de las piernas (*véase* figura 3.1A). Cuando la cabeza del bebé se inclina hacia adelante, con el mentón aproximándose al pecho, ello hace que los brazos se flexionen y las piernas se estiren (*véase* figura 3.1B). Aunque este reflejo es necesario inicialmente para que el niño se coloque en la posición adecuada para gatear, suele desaparecer en el noveno mes de vida. (Para saber más sobre el RTSC y el gateo, *véase* pág. 101 en el capítulo 6).

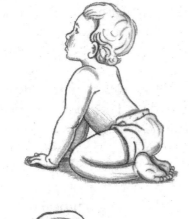

Figura 3.1
El reflejo tónico simétrico del cuello

A. Cuando la cabeza del bebé se extiende hacia atrás, los brazos se estiran y las piernas se flexionan.

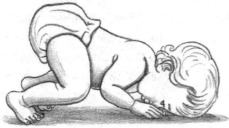

B. Cuando la cabeza del bebé se inclina hacia adelante, los brazos se flexionan y las piernas se estiran.

Otro reflejo que no está presente en el nacimiento pero que se desarrolla más adelante, en los primeros meses de vida, es el *reflejo de paracaídas*. Este reflejo, que aparece entre los seis y los nueve meses de edad, hace que el niño extienda los brazos hacia adelante cuando siente que se está cayendo, como para parar la caída (*véase* figura 3.2). Si sostienes a un bebé típico de manera que esté suspendido en el aire, y luego lo bajas para hacerle sentir como si se estuviera cayendo, verás que extiende los brazos en un movimiento reflejo que protege su pecho y su cabeza para que no se golpeen contra el suelo.

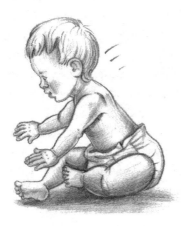

Figura 3.2
El reflejo de paracaídas

Cuando un bebé típico se cae, extiende los brazos hacia adelante.

Cuando los reflejos se desvían

Ahora sabes lo que es un reflejo y sabes que hay algunos reflejos con los que el bebé nace, así como otros que normalmente adquiere cuando madura y se desarrolla. Es importante entender que los reflejos del bebé tienen un programa preestablecido. Se supone que cada uno de ellos debe aparecer en un determinado momento: algunos aparecen en el vientre materno, otros en el nacimiento y otros más adelante. Cuando el bebé tiene un mayor control de sus movimientos, la mayoría de estos reflejos ya no son necesarios y deberían desaparecer. Cuando los reflejos del bebé no siguen su programa (si no aparecen cuando deberían o si no desaparecen cuando deberían), decimos que se han desviado. También se dice que los reflejos se desvían cuando no pueden combinarse adecuadamente como reflejos aliados para permitir que el bebé logre un determinado objetivo.

Si los reflejos no aparecen, o no desaparecen, cuando deberían, es posible que el bebé tenga problemas para dominar una serie de actividades motoras, desde darse la vuelta hasta andar.

Cualquiera de estos problemas puede verse reflejado en patrones de movimiento anormales muy pronto en la vida del bebé, lo cual indicaría que hay un daño neurológico y el potencial de autismo o trastornos relacionados.

Un reflejo desviado se observó en una niña de ocho meses de edad a la que más tarde se le diagnosticó el síndrome de Asperger. Cuando intentaba darse la vuelta (pasando de la posición boca arriba a la posición boca abajo, con los brazos soportando su pecho), esta niña empezaba con el brazo izquierdo estirado y la cabeza girada hacia ese mismo brazo. Por lo general, un bebé se gira en la dirección hacia la que su cabeza está girada. Pero en este caso, la niña se giraba hacia el lado opuesto (la derecha) y utilizaba una *vuelta de puente*: una forma atípica de darse la vuelta, en la cual el bebé arquea la espalda, haciendo contacto con el suelo sólo con los talones y la cabeza. Cuando la niña alcanzaba la final decúbito prono, el brazo izquierdo todavía estaba estirado y, por lo tanto, no podía soportar su pecho. Los actos de este bebé nos tenían desconcertados, hasta que nos dimos cuenta de que su postura original era el patrón de reflejo tónico asimétrico del cuello (RTAC). La retención de la niña de este reflejo, que debería haber sido inhibido meses antes, le impedía darse la vuelta correctamente (*véanse* pág. 91-96 para más información sobre esta vuelta).

También observamos la persistencia del reflejo tónico asimétrico del cuello en un niño de once meses que estaba empezando a ponerse de pie y a andar. Este niño, también, giraba la cabeza hacia el brazo estirado. En consecuencia, perdía el equilibrio cuando caminaba, cayendo en la dirección del brazo estirado. (Para más información sobre el andar, *véase* el capítulo 8).

El reflejo de paracaídas, que aparece típicamente a los ocho o nueve meses de edad, hace que el bebé extienda los brazos hacia adelante al caer. El niño que no tiene este reflejo mantiene los brazos en una posición pasiva cuando cae hacia adelante.

Otro reflejo desviado se observó en bebés que estaban aprendiendo a sentarse independientemente. Muchos de estos niños (a los que más adelante se les diagnosticó autismo) no eran capaces de mantener una posición erguida a una edad en la que el niño típico puede permanecer sentado mientras juega con sus juguetes. Lo más importante en esta disertación es que cuando estos niños se caían, no exhibían el reflejo de paracaídas parando la caída con sus manos. En lugar de eso, estos niños caían de cara, manteniendo los brazos en una posición pasiva a lo largo del cuerpo durante la caída. (Para saber más sobre la posición de sentado, *véase* el capítulo 7).

Por último, hemos descubierto que algunos de los bebés que más adelante son autistas son incapaces de combinar los reflejos aliados para alcanzar un objetivo específico. Un ejemplo de esto fue observado en un bebé de seis meses que estaba siendo alimentado con biberón. En lugar de alargar los brazos y coger el biberón, como lo haría un bebé típico de su edad, este bebé permanecía con los brazos descansando pasivamente en la silla. Este comportamiento continuó durante mucho más allá del primer año de vida. Cuando ya tenía cuatro años de edad, sus manos se buscaban la una a la otra delante de su pecho, sin conseguir coger la cuchara. Sin embargo, abría la boca cuando le mostraban la cuchara, lo cual indicaba que el problema estaba más en la coordinación de movimientos de su mano que en aprender que la cuchara significaba comida. Resultó que tenía un autismo severo.

En los capítulos que siguen a continuación, regresarás a algunos de los ejemplos mencionados brevemente arriba y aprenderás más sobre los actos de darse la vuelta, sentarse, gatear y andar. Lo importante es tener en mente que las habilidades que el bebé aprende durante el primer año están inextricablemente ligadas a los reflejos. Cuando estos reflejos se desvían, el bebé no puede desarrollarse de la forma típica.

Reflejos en el recién nacido

Tal como se explica en la pág. 61, los bebés nacen con ciertos reflejos que ya están programados en su sistema nervioso. Estos *reflejos neonatales, primitivos* o *del bebé* forman parte de una evaluación normal del recién nacido, ya que muestran que el sistema neurológico del bebé se está desarrollando con normalidad. Es importante reconocer que no siempre es fácil demostrar esos reflejos y que no todos los bebés los muestran todo el tiempo, de manera que es posible que no consigas activar todos los reflejos existentes en tu bebé. Además, no es seguro que una persona no profesional ponga en marcha ciertos reflejos, ya que ello puede dañar al bebé si se realiza incorrectamente. Un profesional entrenado, sin embargo, puede despertar las siguientes respuestas sin peligro en un recién nacido con un desarrollo típico.

Reflejo tónico asimétrico del cuello (RTAC). A veces llamado la *respuesta del esgrimista*, este reflejo se activa cuando la cabeza del bebé es girada hacia un lado cuando éste está acostado boca arriba. Cuando la cabeza es girada, el brazo y la pierna en el mismo lado se extienden o se enderezan, mientras que las extremidades del otro lado se flexionan en una posición que ha sido comparada a la de un esgrimista. Fíjate que el niño típico muestra el RTAC tanto si su cabeza es girada hacia la derecha como si es girada hacia la izquierda. No se muestra ninguna preferencia de una dirección sobre la otra. Este reflejo suele inhibirse entre los cuatro y los seis meses de edad (*véase* figura abajo).

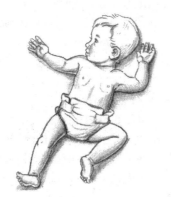 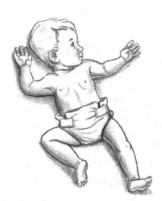

Reflejo tónico asimétrico del cuello (RTAC)

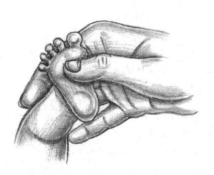

Reflejo de Babinski

El reflejo de Babinski. Esta respuesta se activa cuando un dedo u otro objeto acaricia la planta del pie del bebé desde el talón, pasando por el antepié. En respuesta, el bebé hiperextiende los dedos del pie, abriéndolos en abanico. Este reflejo suele desaparecer entre el sexto y el noveno mes (*véase* figura a la izquierda).

Reflejo de parpadeo. Esta respuesta tiene lugar cuando una luz brillante llega directamente a los ojos del bebé. Éste cierra los ojos, mostrando un reflejo que debería mantenerse durante toda su vida.

Reflejo de Galant. El reflejo de Galant se activa cuando el bebé es colocado boca abajo o sostenido ligeramente debajo de su abdomen y luego una persona acaricia suavemente hacia un lado de la columna vertebral, desde el cuello hasta la parte inferior de la espalda. En respuesta, la espalda se curva hacia un lado, alejándose del estímulo. Este reflejo desaparece entre el primer mes y el sexto (*véase* figura abajo).

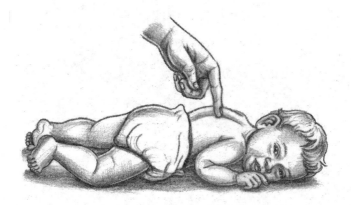

Reflejo de Galant

Reflejo de agarre. Esta respuesta, que también se conoce como *reflejo palmar*, se activa cuando un dedo u otro objeto es colocado en la palma abierta de la mano del bebé. En respuesta al tacto, el bebé coge el objeto, asiéndolo con más fuerza todavía si alguien tira de éste. Este reflejo normalmente desaparece cuando el bebé tiene aproximadamente seis meses de edad (*véase* figura a la derecha).

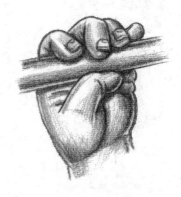

Reflejo de agarre

Reflejo de Moro. También llamado *respuesta de sobresalto,* el reflejo de Moro se activa cuando un bebé es sobresaltado por un ruido fuerte o cuando su cabeza cae hacia atrás o cambia de posición rápidamente. En estas situaciones potencialmente amenazadoras, el reflejo hace que el bebé primero abra los brazos y las piernas simétricamente y extienda el cuello, y luego lleva de vuelta los brazos hacia el pecho, en un movimiento como de querer coger algo. El reflejo de Moro suele desaparecer entre el tercer y el sexto mes de vida (*véase* figura abajo).

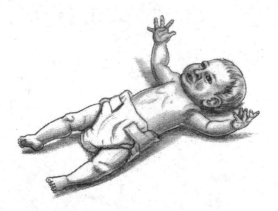

Reflejo de Moro

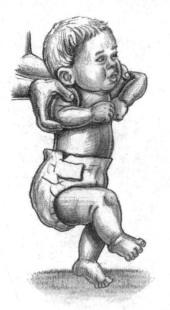

Reflejo de andar. Este reflejo puede activarse sosteniendo al bebé por debajo de sus brazos, con la cabeza sostenida, y permitiendo que los pies toquen una superficie plana. En respuesta, mueve los pies como si fuera a andar. El reflejo de andar suele desaparecer cuando el bebé tiene entre dos y cuatro meses de edad (*véase* figura a la izquierda).

Reflejo de andar

Reflejo de succión. El reflejo de succión se activa cuando un dedo o un pezón es colocado en la boca del recién nacido. En respuesta, el bebé succiona vigorosa y rítmicamente el dedo o el pezón, tragando en coordinación con la succión. Como el reflejo de búsqueda, esta respuesta desaparece entre el tercer y el cuarto mes de vida (*véase* figura a la derecha).

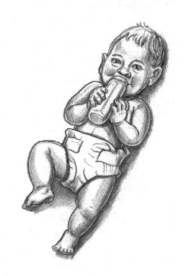

Reflejo de succión

Reflejo de búsqueda. Esta respuesta es estimulada cuando un dedo toca la mejilla del bebé o la comisura de la boca. Entonces, el bebé gira la cabeza hacia el estímulo, abriendo la boca y buscando el estímulo. El reflejo de búsqueda, que facilita el proceso de amamantar, suele inhibirse hacia el tercer o cuarto mes (*véase* figura abajo).

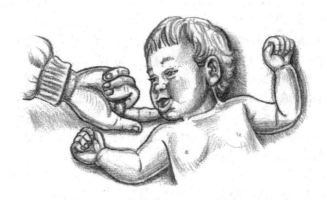

Reflejo de búsqueda

Qué puedes hacer

Como comentamos antes en este capítulo, durante el primer año de vida del bebé sus reflejos deberían aparecer –y en la mayoría de los casos desaparecer– de acuerdo con un programa bastante predecible. Si no aparecen cuando deberían, si se mantienen en lugar de desaparecer cuando deberían, o si aparecen otros problemas relacionados con los reflejos, esto es causa de preocupación.

Observa y lleva un registro

Hoy en día, la vieja costumbre de observar suele pasarse por alto. Aunque es verdad que la tecnología médica puede ser increíblemente exacta, efectiva y útil, el mejor equipo en el mundo no puede reemplazar tu capacidad de observar a tu bebé y fijarte en lo que está ocurriendo.

Cuando observes a tu bebé, es fundamental llevar un registro de lo que ves. Tus anotaciones pueden ser por escrito, en la forma de un diario o un cuaderno (*véase* el Cuaderno de observación de la pág. 197), o en la forma de un diario de fotos/videos. (La mayor parte de nuestra investigación se ha basado en diarios de videos). Intenta poner al día el cuaderno al menos una vez por semana, de manera que puedas detectar cambios, y continúa manteniendo el cuaderno durante varios meses, o incluso durante todo el primer año de vida de tu bebé. Observa especialmente los casos en los que un reflejo se desvía, como se describe en las págs. 65-67. Ten en cuenta que los reflejos típicos, como la respuesta de Babinski, suelen ser difíciles de «captar». Una vez que el estímulo ocurre, el efecto suele ser momentáneo. Pero cuando un reflejo se desvía y la consecuencia es un problema con una forma atípica de darse la vuelta, el comportamiento suele ser fácil de observar y notar, siempre y cuando sepas lo que estás buscando.

> Si crees que tu hijo ha perdido reflejos, llévale a un profesional para que evalúe de manera adecuada lo que sucede. No trates de provocarle tú los reflejos, pues en algunos casos puede causar daños al niño.

Busca ayuda

Si sientes que las habilidades motoras de tu bebé pueden estar indicando la existencia de problemas relacionados con los reflejos, es importante que busques ayuda profesional, ya que sólo un profesional puede evaluar correctamente los reflejos de un bebé. Un buen primer contacto es el pediatra, quien puede determinar si la dificultad de tu hijo está siendo causada por un problema físico o si es una posible señal de un daño neurológico. Acuérdate de llevar los registros de tus observaciones para que puedas ofrecer un informe completo del desarrollo de tu hijo. Los registros detallados pueden ser muy útiles para un médico que tiene interés.

Si el médico de tu bebé no responde satisfactoriamente a tus preocupaciones, no dudes en buscar una segunda opinión. Un pediatra especializado en el desarrollo conductual, que tenga una formación en la evaluación y el tratamiento de niños con retrasos en el desarrollo y minusvalías, podría estar mejor preparado para evaluar el desarrollo motor de tu bebé (*véase* capítulo 9 para otras ideas).

Ahora ya sabes que, por lo general, los reflejos del recién nacido aparecen y desaparecen de una forma predecible. Cuando no lo hacen, ello es señal de un potencial trastorno neurológico y, posiblemente, el inicio de un autismo. Pero los reflejos desviados no son las únicas señales de advertencia visibles para los padres observadores. El siguiente capítulo explora la Escalera del Desarrollo Motor, otro medio para identificar la discapacidad neurológica que puede indicar la presencia de autismo.

Entender los reflejos de acercamiento y evitación

Si has pasado tiempo con niños mayores con autismo, quizás estés familiarizado con el comportamiento de evitación que muestran en situaciones sociales. En los videos, hemos visto a un niño autista evitando mirar a un adulto que caminaba hacia él e introduciendo los dedos en sus oídos para no tener que oír lo que el adulto le estaba diciendo. Asimismo, cuando alguien se le acercaba en el patio de recreo, una niña se tapaba los ojos para evitar el contacto visual con ese compañero de escuela que estaba caminando hacia ella.

Cuando una persona responde reflexivamente a un estímulo evitándolo, nos referimos a la respuesta como un *reflejo de evitación*. Cuando una persona responde reflexivamente a un estímulo acercándose o aceptándolo, llamamos a esto un *reflejo de acercamiento*. Ciertamente, los ejemplos que aparecen arriba son de interacciones de niños con otras personas –un tipo de comportamiento que no empieza hasta que el niño tiene dos o tres años de edad–. Pero si los niños autistas mayores muestran un desequilibrio tan grande en estos reflejos sociales, ¿no es posible que los bebés puedan mostrar un desequilibrio en los reflejos motores?

Muchos reflejos de los bebés pueden ser categorizados fácilmente como reflejos de acercamiento o evitación. Por ejemplo, el reflejo de agarre, que hace que el bebé coja un objeto que se coloca en la palma de su mano, es un reflejo de acercamiento porque aumenta el contacto del niño con dicho objeto. Por otro lado, el reflejo de parpadeo, que hace que el bebé cierre los ojos en respuesta a una luz brillante, es un reflejo de evitación. Hasta el momento, nadie ha examinado a bebés potencialmente autistas para determinar si sus reflejos de evitación son dominantes por encima de los de acercamiento. Pero, basándonos en nuestras observaciones, creemos que nuevos estudios demostrarán un desequilibrio de los reflejos en estos bebés, y que dicho desequilibrio puede demostrar ser un factor importante para identificar el autismo y entenderlo.

---

 familiar

$\mathcal{L}$a Escalera del Desarrollo Motor

La tarea central del primer año de vida del bebé es alcanzar la *independencia motora*: la capacidad de andar sin ayuda de los demás. Hacia el final del primer año de vida, o poco después, el bebé típico ha alcanzado este objetivo en gran medida. Puede andar solo y tiene control del resto de sus extremidades, de manera que es libre para actuar y moverse de un lado a otro.

La progresión del bebé desde un relativo desvalimiento hasta una independencia motora puede verse como una transición desde ser completamente horizontal (acostado) a ser completamente vertical (de pie y andando). Cada paso a lo largo del camino –cada nueva habilidad que es adquirida, permitiendo una mayor libertad de movimiento– se llama una *etapa del desarrollo motor*. Como peldaños en una escalera, cada etapa se fundamenta en la etapa que está por debajo de ella y conduce a otra etapa por encima de ella. Por este motivo llamamos a este proceso de transición la Escalera del Desarrollo motor.

Como sabes, este proceso no ocurre de la noche a la mañana. Hay muchas habilidades que el bebé debe adquirir antes de dominar la marcha, y las habilidades se desarrollan una por una, y cada una de ellas es más compleja que la anterior. Mientras el bebé va aprendiendo a utilizar su cuerpo, va probando varios movimientos distintos, y el camino es uno de prueba y error. Pero el orden de las etapas es fijo.

Todo bebé en la faz de la Tierra, independientemente de su raza, género o entorno, asciende por la Escalera del Desarrollo Motor. En la mayoría de los casos, incluso el niño autista asciende por esta escalera y alcanza la independencia motora. Pero en el caso del niño que tiene autismo, el proceso en sí mismo, por lo general, no sigue el patrón del proceso del niño no autista. Esto es lo que hace que la Escalera del Desarrollo Motor sea tan útil para los padres que están intentando determinar si su bebé corre el riesgo de ser autista. Sólo cuando entiendes el desarrollo motor del bebé normal, puedes identificar el desarrollo anormal.

Este capítulo, en primer lugar, examina brevemente la forma en que el desarrollo del cerebro facilita la Escalera del Desarrollo Motor. Luego examina la escalera en sí misma, explicando cómo suelen moverse los bebés hacia la independencia motora durante el primer año de vida.

El desarrollo neurológico

Cuando nace un bebé, su cerebro está compuesto de más de 100 billones de células del sistema nervioso o *neuronas*, las cuales están conectadas a través de estructuras electroquímicas llamadas *sinapsis*. Son las neuronas las que transmiten mensajes desde los receptores sensoriales del cuerpo (los ojos, los oídos, la nariz, etc.) hacia el sistema nervioso central (la médula espinal y el cerebro). Muchas de las sinapsis que conectan son generadas después del nacimiento, como resultado de la estimulación del ambiente. Cuando se forman nuevas sinapsis, éstas organizan el encéfalo, permitiendo que sus diversas partes se desarrollen secuencialmente –desde el tronco encefálico hacia arriba– hasta que el cerebro está maduro (*véase* recuadro pág. 77 para aprender más sobre la anatomía del encéfalo). A lo largo de la vida, el sistema nervioso mantiene su capacidad de modificar sus conexiones sinápticas, pero esto se hace con más facilidad durante el período inicial del desarrollo, cuando el cerebro es más «plástico».

La Estructura del Encéfalo

El encéfalo es el centro de control del *sistema nervioso central*, el cual también incluye la médula espinal. En el texto anterior, aprendiste que los diferentes centros del encéfalo del bebé se desarrollan en momentos distintos, hasta que el cerebro está completamente maduro. Para apreciar mejor la importancia de este proceso, resulta útil tener algunos conocimientos sobre los principales segmentos del cerebro y sus diversas funciones.

Cada uno de los tres componentes principales del encéfalo (el cerebro, el cerebelo y el tronco encefálico) realiza tareas específicas.

El *cerebro es* la parte más grande y evolutivamente más avanzada del encéfalo humano. Se divide en dos mitades relativamente simétricas llamadas *hemisferios*. En general, el hemisferio derecho controla el lado izquierdo del cuerpo y el hemisferio izquierdo controla el lado derecho del cuerpo.

El encéfalo humano
El encéfalo humano tiene tres secciones principales:
el cerebro, el cerebelo y el tronco encefálico. Cada hemisferio cerebral,
a su vez, está compuesto de cuatro lóbulos.

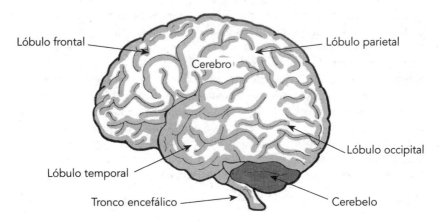

Lóbulo frontal — Lóbulo parietal
Cerebro
Lóbulo occipital
Lóbulo temporal
Tronco encefálico — Cerebelo

Cada hemisferio del encéfalo se divide en cuatro lóbulos: el lóbulo frontal, el lóbulo parietal, el lóbulo occipital y el lóbulo temporal. El *lóbulo frontal* participa en el razonamiento, el planeamiento, la organización y la resolución de problemas. También desempeña un papel en el control de las respuestas emocionales, el lenguaje expresivo, la asociación

77

de palabras y la actividad motora, así como en la inhibición de los actos impulsivos y reflexivos. El *lóbulo parietal* participa en la atención visual, la percepción del tacto, la manipulación de objetos, el movimiento voluntario dirigido a un objetivo y la integración de los sentidos necesarios para entender conceptos. El *lóbulo occipital* procesa la información visual y ayuda en el reconocimiento visual de formas y colores. Por último, el *lóbulo temporal* es responsable de procesar la información auditiva (la información que es oída). Además, participa en la visión, en el ordenamiento de la información nueva y en la formación de nuevos recuerdos.

El *cerebelo* desempeña un papel importante en la integración de la percepción sensorial y el movimiento. En esencia, utiliza la información constante proveniente de los sentidos para ajustar la actividad motora.

El *tronco encefálico* es la extensión más inferior del cerebro. Forma un puente entre el cerebro y la médula espinal, y permite que los mensajes pasen hasta y desde el cerebelo. El tronco encefálico también es responsable de aquellas funciones neurológicas necesarias para la supervivencia: respiración, digestión, ritmo cardíaco y presión sanguínea.

Incluso esta visión general simplificada de las principales secciones del encéfalo muestra la complejidad de este órgano. Además, nos da pistas sobre el hecho de que una lesión en partes específicas del encéfalo puede dar como resultado un comportamiento atípico. Por ejemplo, una lesión en los lóbulos frontales (los lóbulos que inhiben la acción reflexiva) puede hacer que los reflejos de búsqueda y de succión se activen en un adulto simplemente por el hecho de acariciar el rostro de la persona cerca de la boca. Dado que los lóbulos frontales también participan en la actividad motora, puede afectar a las funciones motoras de la persona, en cuyo caso la lesión en el lóbulo derecho afectaría al lado izquierdo del cuerpo y la lesión en el lóbulo izquierdo afectaría al lado derecho del cuerpo.

Todos los componentes del encéfalo deben madurar y trabajar juntos para que el bebé pueda desarrollar no sólo las habilidades motoras, sino también muchas otras habilidades (lenguaje, razonamiento, etc.) necesarias para su independencia. Cuando algunos de estos componentes no maduran como deberían, el resultado puede ser problemas motores y de comportamiento que suelen estar asociados al autismo.

Cuando un bebé se desarrolla e interactúa con su entorno, hay tres importantes sistemas de retroalimentación que también se desarrollan, haciendo posible que aprenda nuevas habilidades motoras. Cada uno de estos mecanismos de retroalimentación ayuda al cerebro a integrar e interpretar la estimulación sensorial.

El *sistema táctil*, que incluye los nervios que están debajo de la piel, proporciona al cerebro información sobre el toque ligero, la presión, la temperatura y el dolor. En su forma más básica, este sistema permite la sensación de contacto con el suelo.

El *sistema propioceptivo* está compuesto de nervios que monitorizan los cambios internos en el cuerpo producidos por el movimiento y la actividad muscular. Los propioceptores que se hallan en los músculos y los tendones transmiten información que es utilizada para coordinar la actividad motora.

El *sistema vestibular* consiste en estructuras en el oído interior que detectan el movimiento y los cambios en la posición de la cabeza. Cuando el cuerpo se mueve, este sistema le permite mantener el equilibrio, la posición y la orientación vertical en el espacio (*véase* pág. 114 para más información sobre el sistema vestibular).

También es importante entender que el desarrollo del cerebro pasa de lo simple a lo complejo, de manera que, a medida que el sistema nervioso va madurando, centros superiores del cerebro son agregados. Los centros cerebrales que controlan los aspectos sensoriales-motores del desarrollo son los primeros en ser agregados. Más adelante, los centros del cerebro responsables del lenguaje y el aprendizaje son activados. Las últimas regiones del cerebro en desarrollarse son aquellas que regulan las emociones y las que participan en el pensamiento abstracto. Dado que cada nueva etapa es fundamental en la anterior, un sistema motor desorganizado puede obstaculizar el desarrollo de un aprendizaje de mayor nivel.

Ascender por la Escalera del Desarrollo Motor

Tal como aprendiste en el capítulo 3, al nacer, antes de haber adquirido habilidades motoras, el bebé responde a los estímulos con *reflejos*: respuestas que son programadas en su sistema nervioso antes del nacimiento, y sobre las que él no tiene ningún control. Estos comportamientos programados, como el reflejo de succión, permiten al bebé sobrevivir hasta que

Durante el primer año de vida, los reflejos del bebé desaparecen cuando éste domina los actos de darse la vuelta, gatear, sentarse, andar y otras habilidades motoras.

es capaz de moverse voluntariamente, momento en el cual los reflejos son inhibidos por el lóbulo frontal (*véase* el capítulo 3 para más información sobre los reflejos).

En la mayoría de bebés, los hitos físicos que marcan el primer año de desarrollo motor son bastante predecibles. El resto de este capítulo ofrece una visión general de estos hitos.

En los primeros días después del parto, el bebé, cuando no es sostenido en brazos, permanece acostado con todo el cuerpo en contacto con el suelo. En esta posición, su capacidad de moverse es sumamente limitada. No obstante, cuando está acostado boca arriba tiene mayor libertad para mover los brazos y las piernas que cuando está boca abajo.

En sólo cuatro a seis semanas, cuando está acostado boca abajo, el bebé hace sus intentos iniciales de levantar la cabeza de la superficie (*véase* figura 4.1). Al principio, levanta la cabeza unos pocos centímetros. Este trabajo lo realizan principalmente los músculos extensores del cuello y la parte superior de la espalda. Así se inicia el proceso de «despegar» el cuerpo de su conexión con el suelo.

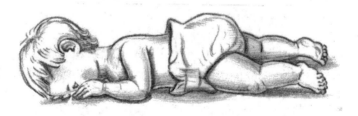

Figura 4.1
El bebé levanta la cabeza del suelo
**Entre cuatro y seis semanas después de nacer,
el bebé empieza a elevar la cabeza del suelo.**

Una o dos semanas después, la cabeza del bebé va elevándose poco a poco y se convierte en la primera parte del cuerpo en adoptar una posición vertical (*véase* figura 4.2). Luego sus brazos y sus manos empiezan a participar también, soportando parte del peso del pecho, el cual a estas alturas se separa asimismo parcialmente del contacto con la superficie.

Entre las ocho y las doce semanas de edad, el bebé, cuando está tumbado boca abajo, alcanza su primer grado de libertad de movimiento.

Con la cabeza levantada y soportada por el pecho y los brazos, el bebé es capaz de mirar a su alrededor y explorar el entorno (*véase* figura 4.3). A partir de ese momento, el bebé se mueve a través de sucesivos hitos, cada uno de los cuales incorpora sus habilidades previas y les añade nuevos componentes.

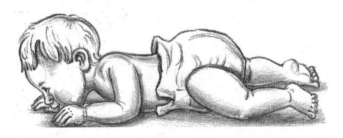

Figura 4.2
La cabeza del bebé se eleva un poco más
Con el tiempo, la cabeza del bebé se
convierte en la primera parte del cuerpo
en adoptar una posición vertical.

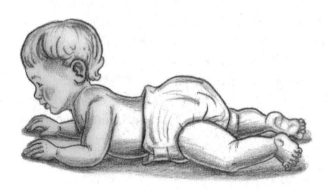

Figura 4.3
El bebé empieza a mirar a su alrededor
Cuando la cabeza se eleva más y es mejor soportada
por el pecho y los brazos, el bebé empieza
a mirar a su alrededor.

Aproximadamente a los cuatro meses de edad, el bebé empieza a *darse la vuelta* (rodando desde la posición boca arriba a la posición boca

abajo). Poco después de que el bebé alcance este hito, empieza a elevar-
se sobre las cuatro extremidades en preparación para el gateo, y poco
después da sus primeros «pasos» gateando. En esta etapa, los brazos y
los muslos están esencialmente en posición vertical (*véase* figura 4.4),
la posición de la cabeza es controlada voluntariamente por el bebé, y el
torso, aunque todavía está horizontal, se libera del contacto restrictivo
con el suelo.

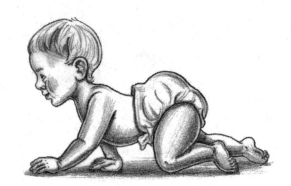

Figura 4.4 Gatear

Entre los seis y los diez
meses de edad,
el bebé se eleva sobre las
cuatro extremidades
y empieza a gatear.

Aproximadamente seis meses después del nacimiento, el bebé aprende a sentarse independientemente. Esto puede verse como un punto in-
termedio tanto cronológicamente como en un sentido posicional, porque aunque la parte superior del cuerpo está erguida, las piernas todavía
permanecen horizontales (*véase* figura 4.5). Por primera vez, los brazos
del bebé están libres de la tarea de soportar el peso de su cuerpo. Esto le
permite manipular objetos dentro de un campo de acción más amplio,
coordinando los movimientos de ojos, cabeza y manos. Se han escrito
numerosos libros y artículos sobre esta característica única nuestra: la
libertad de nuestras extremidades superiores para manipular el entorno.

En las dos etapas siguientes, el bebé completa el proceso adoptando
la posición vertical. Entre los ocho y los diez meses de edad, normalmente, el bebé se pone de pie durante un breve período de tiempo. Por
lo general, primero se sostiene usando algún mueble u otros objetos
de su entorno durante un período entre varios segundos y unos pocos
minutos (*véase* figura 4.6) y luego desciende rápidamente hacia el suelo
(o se cae). Una vez que ha ganado seguridad, se mantiene de pie por
sí solo.

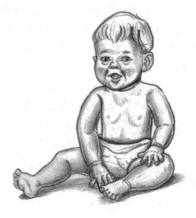

Figura 4.5 Sentarse

Aproximadamente a los seis meses de edad, el bebé aprende a sentarse sin apoyo externo.

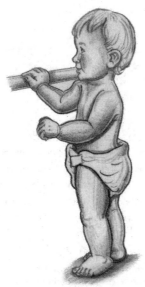

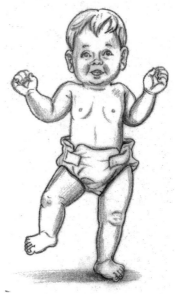

Figura 4.6 De pie

Entre los ocho y los diez años de edad, el bebé se pone de pie por primera vez –normalmente sosteniéndose con un mueble hasta que gana seguridad y equilibrio.

Figura 4.7 Andando

Entre los once y los trece meses de edad, el bebé típico da sus primeros pasos.

El último peldaño de la Escalera del Desarrollo Motor es andar independientemente (*véase* figura 4.7). Todas las habilidades asimiladas se entretejen para convertirse en esta habilidad final que el bebé típico empieza a dominar entre los once y los trece meses de edad.

Como dijimos antes, el proceso de obtener una independencia motora va de lo simple a lo complejo. En las primeras etapas del desarrollo, cuando el bebé está estacionario, su conducta motora es relativamente simple y su vocabulario de movimientos es limitado. A medida que el comportamiento motor del bebé va madurando, cada nueva etapa, cada nuevo peldaño en la Escalera del Desarrollo Motor, se basa en el anterior mediante la adición de un nuevo componente. No podemos enfatizar lo suficiente el hecho de que es fundamental que *todos* los bebés alcancen *cada uno* de los peldaños de la escalera. Si el bebé se salta uno de ellos, no es como si se saltara un grado. Antes bien, podría ser señal de que existe un problema en su desarrollo general, y debería ser examinado lo antes posible.

Entender la diferencia entre las habilidades motoras gruesas y finas

Una habilidad motora es un acto en el que hay movimiento de los músculos del cuerpo. Estas habilidades se dividen, generalmente, en dos grupos. Las *habilidades motoras gruesas* comprenden los movimientos más amplios de los brazos, las piernas y los pies, o del cuerpo entero. Sentarse, gatear, ponerse de pie, andar y correr, todos estos actos comprenden habilidades motoras gruesas. Las *habilidades motoras finas* son acciones pequeñas, que normalmente se realizan con el pulgar y uno o dos dedos en coordinación con los ojos. Las actividades que utilizan habilidades motoras finas incluyen dibujar, escribir, atarse los zapatos y abotonarse la camisa.

Aunque algunos niños autistas tienen excelentes habilidades motoras, otros exhiben un retraso en el desarrollo de éstas, y se ponen nerviosos cuando se les indica que escriban, que se aten los zapatos o que realicen tareas orientadas al detalle. Pero este libro se centra en la motricidad gruesa: sentarse, gatear, andar, etc. ¿Por qué? Es a través del desarrollo de estas actividades de gran escala coordinadas (algunas de las cuales se realizan mucho antes de que el niño adquiera habilidades motoras finas) que los niños pueden exhibir las primeras señales de potenciales problemas neurológicos. En otras palabras, las habilidades motoras gruesas parecen ser la clave para detectar el autismo en la etapa más temprana posible en la vida de un niño.

Durante el primer año de vida, el bebé con un desarrollo típico asciende por la Escalera del Desarrollo Motor, pasando de la inmadurez neurológica y una relativa indefensión física, a un punto en el que se puede sentar, poner de pie y, con el tiempo, andar por sí solo. A lo largo del año, a medida que va alcanzando cada nuevo peldaño en la escalera, el bebé se basa en las habilidades que ya ha desarrollado para poder incrementar todavía más su libertad de movimiento.

Cada uno de los próximos cuatro capítulos de este libro ofrece una descripción detallada de una etapa motor y sus características. Lo más importante es que compara esa etapa tal como la experimentan los bebés con un desarrollo típico, con la misma etapa tal como la experimentan los bebés a los que más adelante se les diagnostica autismo o síndrome de Asperger. Esto no sólo te proporcionará un nuevo punto de vista sobre el proceso del desarrollo motor, sino que también te facilitará un medio sencillo para determinar si tu bebé se está desarrollando de una forma sana, o si es posible que necesite ayuda para ascender por la Escalera del Desarrollo Motor.

CAPÍTULO 5

☙

*D*arse la vuelta

En el capítulo anterior aprendiste que, durante el primer año de vida, el bebé adquiere independencia motora, ascendiendo por la Escalera del Desarrollo Motor. Puede empezar como un ser relativamente indefenso, capaz de responder al mundo únicamente mediante actos reflejos. Pero al final del año debería ser capaz de empezar a dar sus primeros pasos independientes.

El portal hacia la independencia motora es el proceso de *darse la vuelta*. Tal como lo describimos en el capítulo 4, este acto implica que el bebé se de la vuelta independientemente, pasando de estar boca arriba a estar boca abajo. Sin esta habilidad, el bebé no es capaz de adoptar la posición decúbito prono necesaria para poder realizar actividades más avanzadas como gatear, sentarse independientemente, ponerse de pie y andar. Un hecho igualmente importante es que hemos descubierto que, con frecuencia, los bebés que eran incapaces de darse la vuelta correctamente (o simplemente, de darse la vuelta), tienen problemas neurológicos que más adelante podrían ser diagnosticados como autismo o síndrome de Asperger.

Este capítulo empieza planteando la importancia de darse la vuelta y examina cómo realiza este acto un bebé que tiene un desarrollo normal. Luego describe las dificultades para darse la vuelta que pueden estar indicando la existencia de problemas más serios. Por último, te orienta para que puedas ayudar a tu hijo a alcanzar este peldaño en la Escalera del Desarrollo Motor.

La importancia de darse la vuelta

La primera forma de locomoción del bebé es el gateo. Para poder gatear, el bebé primero debe adoptar la posición decúbito prono. En otras palabras, debe aprender a darse la vuelta y colocarse boca abajo.

Es fundamental ser consciente de que los primeros intentos del bebé de despegarse del suelo suelen tener lugar entre los cuatro y los seis meses de edad, un poco antes de que empiece el proceso de darse la vuelta. En esta temprana etapa, cuando el bebé está tumbado boca abajo, intentará levantar la cabeza desde el suelo. Al principio, los brazos y el pecho no participan, lo cual hace que el proceso sea difícil. Con frecuencia, después unos cuantos intentos, el bebé se da por vencido y vuelve a apoyar la cabeza en el suelo, a veces llorando de frustración. No obstante, continúa intentándolo y, a través de este proceso, fortalece los músculos de su cuello y de la parte superior del pecho.

Entre los ocho y los doce meses de edad, el bebé que tiene un desarrollo típico, puede soportar su pecho con sus brazos, los cuales apuntan hacia adelante como las patas de un animal. A estas alturas, su cabeza está completamente vertical. Y puesto que la mayor parte de sus órganos sensoriales (ojos, nariz, oídos y boca) están ubicados en la cabeza, el bebé tiene una nueva libertad para mirar a su alrededor y una habilidad notablemente incrementada de comprender su entorno y responder a él. Es desde esta posición que el bebé empezará a gatear y es a esta posición donde el bebé debe llegar al final del proceso de darse la vuelta.

Entender el proceso normal de darse la vuelta

Los inicios del acto de darse la vuelta pueden verse desde los cuatro meses de edad. Cuando el bebé está acostado boca arriba, la forma típica de darse la vuelta empieza con una inclinación de la cabeza hacia atrás, acompañada de una rotación de la cabeza hacia un lado (*véase* figura 5.1A). Luego, el bebé cruza la pierna opuesta por encima de su cuerpo, siguiendo la dirección de la cabeza (*véase* figura 5.1B). Esto da inicio a un movimiento en espiral, el cual hace que la pelvis luego rote en la dirección de la cabeza (*véanse* figuras 5.1C y D). El movimiento en espiral continúa ascendiendo por el cuerpo hasta que el bebé queda tumbado boca abajo, con la cabeza erguida y el pecho soportado por los brazos. En esta posición final, la pierna que inició el giro está flexionada y en posición para aceptar el peso del bebé cuando éste empieza a gatear (*véase* figura 5.1E).

Figura 5.1
Forma típica temprana de darse la vuelta

El bebé típico domina una forma temprana de darse la vuelta aproximadamente a los cuatro meses. En este etapa, el acto de darse la vuelta comienza con un giro de la cabeza seguido de una rotación en espiral que comienza con las piernas.

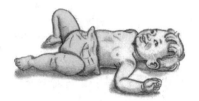

A. El típico acto de darse la vuelta empieza con una inclinación y una rotación de la cabeza del bebé.

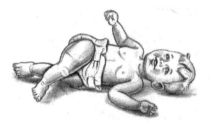

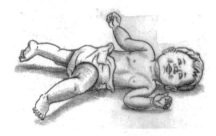

B. La rotación en espiral se inicia cuando el bebé cruza una pierna por encima del cuerpo.

C. La rotación en espiral avanza desde la parte inferior hasta la parte superior mientras la pelvis rota en la dirección de la cabeza.

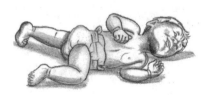

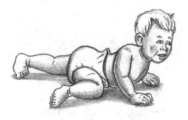

D. Mientras el giro progresa, la rodilla del bebé toca el suelo.

E. Cuando el giro se completa, el bebé se encuentra en una posición sostenida, listo para gatear.

A medida que el bebé se va desarrollando, empieza a usar una forma más madura de darse la vuelta. La nueva forma también se inicia con una inclinación hacia atrás y una rotación hacia un lado de la cabeza, seguidas de una rotación segmento-a-segmento. Esta vez, sin embargo, la rotación empieza en los hombros, en lugar de hacerlo en las piernas, y va bajando por el cuerpo del bebé (*véanse* figuras 5.2A, B y C). Mientras esté presente una rotación en espiral junto con los otros componentes (el movimiento de cabeza y la posición final) la forma de darse la vuelta es la de un bebé con un desarrollo típico.

Figura 5.2
Forma típica madura de darse la vuelta
Como la forma temprana de darse la vuelta, la forma madura de hacerlo empieza
con el giro de la cabeza. Pero en este caso, la rotación del cuerpo
empieza en los hombros y avanza hacia abajo, hacia las piernas.
La posición final lo deja equilibrado y preparado para gatear.

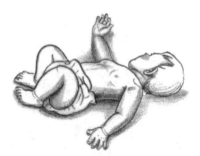

A. Como siempre, el típico acto de darse la vuelta empieza con una inclinación y rotación de la cabeza.

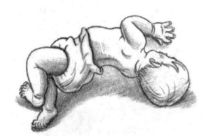

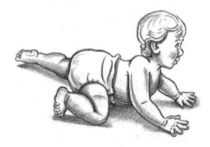

B. En la forma madura de darse la vuelta, la rotación del cuerpo segmento-a-segmento empieza con los hombros y desciende por el cuerpo.

C. Cuando el giro ha sido completado, el bebé está listo para gatear.

En la mayoría de los casos, cuando un bebé de diez meses es colocado boca arriba, se da la vuelta instantáneamente, colocándose en la posición decúbito prono. Sin embargo, es posible que no todos los movimientos que utiliza para pasar de una posición a la otra sean evidentes para el observador casual, porque a esa edad los movimientos han sido integrados para formar un patrón suave, continuo.

La forma típica de darse la vuelta coloca al bebé boca abajo, con la cabeza erguida y el pecho soportado por los brazos. En esta posición equilibrada, el bebé está preparado para dominar su primera forma de locomoción: el gateo.

Resumiendo, el acto de darse la vuelta está formado por tres componentes básicos. El primer componente es el movimiento de la cabeza hacia atrás y hacia el lado hacia el cual se va a dar la vuelta. El segundo es la rotación en espiral del cuerpo por segmentos. Y, por último, está la posición final: el bebé está tumbado boca abajo con el pecho soportado por sus brazos, la cabeza vertical y una pierna flexionada, listo para gatear.

Forma problemática de darse la vuelta

Ahora sabes cómo se da la vuelta un bebé que tiene un desarrollo típico, de manera tal que puede adoptar la posición decúbito prono a voluntad. Pero nuestra investigación ha mostrado que no todos los bebés adquieren las habilidades típicas para darse la vuelta. Los bebés que no consiguen ejecutar este acto correctamente pasan por alto al menos uno de los tres componentes básicos que acabamos de describir y, con frecuencia, más de uno.

Aunque la forma puente de darse la vuelta hace que el bebé pase de estar boca arriba a estar boca abajo, lo deja en una posición en la que no tiene soporte y es incapaz de gatear.

Muchos de estos bebés, cuando lo intentan, se quedan atascados, tendidos sobre un lado. A veces, no pueden realizar el giro en absoluto, y la persona que cuida al bebé debe ayudarlo suavemente a girar hasta quedar boca abajo. Incluso cuando el bebé es capaz de completar el giro por sí solo, lo consigue de una forma muy distinta de la del bebé típico.

Observamos por primera vez una forma problemática de darse la vuelta a la que denominamos forma puente de darse la vuelta en un

Figura 5.3
Forma puente de darse la vuelta

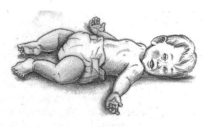

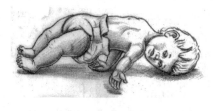

A. La forma puente empieza con la cabeza del bebé girada en dirección contraria al lado hacia el que está a punto de darse la vuelta, con la mirada fija en el brazo extendido.

B. En lugar de usar un tipo de rotación en espiral, el bebé forma un «puente» arqueando el estómago hacia arriba.

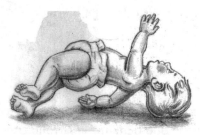

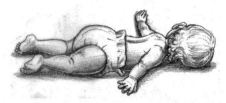

C. Usando el brazo como palanca, el bebé comienza a girar.

D. Cuando ha completado el giro, el bebé se encuentra en una posición en la que no tiene soporte y es incapaz de gatear.

bebé de ocho meses. Si observas la figura 5.3A, verás a un bebé que está a punto de darse la vuelta hacia la derecha. Primero está acostado boca arriba con la cabeza girada hacia la izquierda, alejada de la dirección en la que está a punto de darse la vuelta. Fíjate que el brazo izquierdo está extendido. En lugar de usar la pierna para crear una rotación en espiral, el bebé arquea el estómago hacia arriba para sostenerse sobre los talones de los pies y la cabeza, creando un «puente» (*véase* figura 5.3B). El brazo extendido se convierte en la palanca que permite al cuerpo darse la vuelta, como una unidad, hacia la derecha (una vez más, alejado de la dirección en la que su cabeza estaba mirando originalmente (*véase* figura 5.3C). Así pues, mientras el brazo traza su camino, la cabeza rota con él, como si los dos fueran una única unidad conectada. Una vez que el bebé se encuentra boca abajo, el brazo sigue estando extendido hacia el lado, en lugar de sostener el pecho, tal como ocurre en la posición final en la forma normal de darse la vuelta. (*véase* figura 5.3D).

Como puedes ver, la forma puente de darse la vuelta es notablemente distinta de cualquiera de los métodos típicos mencionados con anterioridad. En lugar de dejar al bebé en una posición en la que está equilibrado sobre las cuatro extremidades y listo para gatear, este proceso hace que el pecho del bebé quede en el suelo, sin ningún soporte. Dado que esto impide la transición normal hacia el gateo, es disruptivo para la Escalera del Desarrollo Motor, en la cual se construye cada habilidad con base a las habilidades desarrolladas anteriormente.

Una posible explicación de la forma puente de darse la vuelta es que los esfuerzos del bebé por hacerlo están siendo obstaculizados por un *reflejo parcialmente inhibido*: un reflejo que no desapareció por completo cuando debería haberlo hecho. En este caso, el reflejo en cuestión es el reflejo tónico asimétrico del cuello (RTAC), el cual mencionamos por primera vez en el capítulo 3. Este reflejo está presente al nacer, pero normalmente se inhibe (desaparece por completo) entre los cuatro y los seis meses de edad. El RTAC se activa cuando la cabeza del bebé es girada hacia un lado mientras él está acostado boca arriba. Cuando la cabeza es girada, el brazo y la pierna del mismo lado se extienden o se estiran, mientras que el brazo opuesto se levanta a lo largo de la parte posterior de la cabeza, en una pose que ha sido comparada con la de un esgrimista que está a punto de abalanzarse hacia adelante (*véase* figura 5.4). La cabeza, los ojos y la mano extendida parecen estar vinculados, con la mirada centrada en la mano. Probablemente, has visto a tu bebé tumbado en esta peculiar postura en su cuna. El brazo extendido y la fijación de la mirada, signo distintivo de este reflejo, son claramente visibles en la forma puente de darse la vuelta, lo cual está indicando que el RTAC todavía está afectando al comportamiento del bebé en alguna medida. El brazo extendido impide que el bebé rote en la dirección hacia la que mira la cabeza, y el bebé compensa esto empleando la

En el bebé con un desarrollo típico, el RTAC aparece a veces en el lado izquierdo y a veces en el lado derecho. Si un bebé exhibe el RTAC solamente en un lado, tiene una forma de asimetría persistente (*véase* Capítulo 2 para más información).

posición de puente y rotando hacia el otro lado. Cuando el niño llega a su posición final, el brazo se mantiene extendido y, por lo tanto, no puede soportar el pecho del bebé como ocurre al final de la forma típica de darse la vuelta.

Figura 5.4
El reflejo tónico asimétrico del cuello
**Este reflejo, que se activa cuando la cabeza del bebé
es girada en cualquier dirección estando acostado
boca arriba, también ha sido llamado la respuesta del esgrimista.**

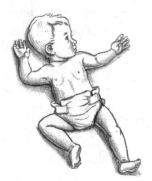 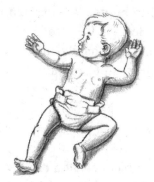

Varios bebés que acabarán siendo autistas muestran un patrón para darse la vuelta distinto, pero igualmente problemático, al cual nos referimos como la *vuelta-U*. En este patrón, el bebé empieza llevando los muslos hacia su estómago. Dado que sus piernas flexionadas crean una postura inestable, el bebé cae hacia un lado, donde se queda trabado. La cabeza no guía el proceso de darse la vuelta, sino que se mantiene alineada con su cuerpo. En un esfuerzo por terminar el giro, el bebé eleva ambos extremos del cuerpo (las piernas y la cabeza) creando la forma de una «U» mientras todavía está tumbado sobre un lado. Si observas la figura 5.5A, verás que el peso del bebé ahora es soportado por un área muy pequeña localizada en el medio de su costado. Puesto que esta área es tan pequeña, el bebé cae sobre el estómago, completando el giro (*véanse* figuras 5.5B y C). Como en la forma de «puente» de darse la vuelta, en la vuelta-U no está presente la rotación en espiral y, por lo tanto, el bebé no queda en una posición equilibrada, que lo soporte, listo para gatear.

Figura 5.5 La vuelta-U

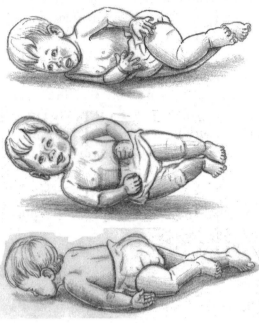

A. Después de caer sobre un lado, el bebé levanta la cabeza y los pies en un esfuerzo por girar y quedar boca abajo.

B. Dado que la forma de «U» es tan inestable, el bebé empieza a caer.

C. Aunque el bebé acaba boca abajo, está en una posición que no le da soporte y es incapaz de gatear.

Es importante señalar que tanto en el caso de la forma puente como en el de la vuelta-U, los médicos suelen pasar por alto los patrones de movimiento que pueden ser señales de un desarrollo anormal. Con mucha frecuencia, dado que el bebé es capaz de completar el giro, se considera que ha «realizado la tarea», en el lenguaje de los médicos. Aunque esto puede ser verdad, también se debe prestar atención a *la forma* en que el bebé realiza la tarea. Puesto que darse la vuelta es un patrón coordinado en el que los reflejos y los sentidos están integrados de una forma específica, y no un éxito casual tras largas horas de intento, hay una forma correcta en la que esto debe ocurrir. Cuando los padres y los pediatras son conscientes de esto, pueden comenzar a buscar desviaciones del método correcto. Nosotros creemos que ese tipo de señales de desviación son, como mínimo, una desorganización en los reflejos del bebé.

Algunos niños son capaces de darse la vuelta hacia un lado solamente –sólo hacia la derecha, por ejemplo–. Aunque esto puede parecer poco importante, el bebé típico es capaz de darse la vuelta hacia la izquierda y hacia la derecha. Cuando un niño se gira únicamente en una dirección, eso está indicando que hay una asimetría persistente y, por lo tanto, un motivo de preocupación.

La última variación del acto de darse la vuelta es su ausencia total. En otras palabras, según nos han informado varios padres de familia, algunos bebés no consiguen darse la vuelta, en absoluto. Ya hemos señalado que el desarrollo motor de tu bebé durante el primer año de vida puede compararse con una escalera, por cuyos peldaños él asciende mientras va creciendo. La ausencia de una de estas etapas es, por lo tanto, un hecho importante a tener en cuenta.

> El bebé típico es capaz de darse la vuelta hacia la izquierda y hacia la derecha. El bebé que se da la vuelta únicamente hacia un lado podría tener un problema neurológico.

Qué puedes hacer

Como ya sabes, desde los cuatro meses de edad, el bebé típico inicia el proceso de darse la vuelta. Pero esto no ocurre con todos los niños. Si tu bebé continúa teniendo dificultades para darse la vuelta, o si no intenta hacerlo en absoluto, podría ser un motivo de preocupación. Por esta razón, es importante que seas consciente de su progreso.

Observa y lleva un registro

Tú estás en una posición única para observar a tu bebé moverse y cambiar cada día. Sabrás cuando haga sus primeros intentos de darse la vuelta, y si domina el proceso de pasar de la posición boca arriba a la posición boca abajo, y cuándo lo hace.

Cuando observes a tu bebé, lleva un registro de lo que ves, tal como se explica en la pág. 52. Tus anotaciones deben ser en la forma de un diario o cuaderno escrito (*véase* Cuaderno de observación en la pág. 197), o en la forma de un diario de fotos/videos. Estos registros te darán una imagen precisa de lo que está ocurriendo con tu bebé, y también te permitirán proporcionar una información útil al médico de tu hijo u otros profesionales.

Cuando observes los esfuerzos de tu bebé por darse la vuelta, es más probable que entiendas su progreso si buscas las siguientes posiciones y movimientos típicos, y luego te fijas si los movimientos de tu hijo o hija difieren de ellos.

- Fíjate si se producen los movimientos que preceden al inicio del proceso de darse la vuelta. Observa si se produce la inclinación hacia atrás y el giro de la cabeza, y el paso de la posición boca arriba a la posición de lado. Estos movimientos pueden ser breves y aparentemente descoordinados, pero con el tiempo el bebé típico empezará a unir los componentes que están separados.

- Cuando tu bebé empiece a darse la vuelta, fíjate si lo está haciendo en la dirección hacia la que mira su cabeza (que es lo correcto) o hacia la otra dirección (lo cual es problemático).

- Intenta distinguir la rotación en espiral que está presente en la forma típica de darse la vuelta. La parte posterior de la cabeza debería permanecer en contacto con el suelo durante toda la rotación. Además, una línea diagonal imaginaria debería conectar la articulación de la cadera con la articulación del hombro en el mismo lado del cuerpo cuando el bebé está a punto de completar el giro (*véase* figura 5.6).

Figura 5.6
Observar la rotación
en espiral del bebé

En la forma típica de darse la
vuelta, cuando el bebé está a
punto de completar un giro
hacia la izquierda, una línea
diagonal imaginaria conecta el
hombro derecho con la cadera
derecha.

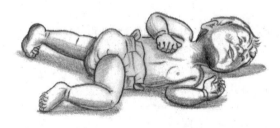

- Fíjate si tu bebé se da la vuelta sólo para un lado, o si es capaz de hacerlo en ambas direcciones. Durante el primer año de vida, el bebé debería mostrar poca o ninguna preferencia por un lado por encima del otro.

- Observa si la posición final del giro incluye los siguientes componentes: cabeza erguida, pecho soportado por ambos brazos y la pierna que inició el giro flexionada, lista para soportar el peso del cuerpo.

Animar al bebé a que se dé la vuelta

Si a lo largo de tus observaciones has notado que tu hijo no se está dando la vuelta de la forma típica (o no se está dando la vuelta en absoluto), puedes estar seguro de que hay muchas maneras en las que puedes ayudarlo a dominar este hito motor. Éstos son algunos pasos sencillos que puedes dar:

- Deja que tu bebé pase ratos en el suelo todos los días, a veces colocándolo boca abajo y, a veces boca arriba. Antes de iniciar este «ejercicio», asegúrate de que esté cómodo, que no tenga hambre, que no tenga el pañal mojado y que no esté cansado.

- Nunca empujes físicamente a tu hijo para animarlo a que se dé la vuelta. Deja que ensamble los componentes del acto de darse la vuelta él solo.

- Cuando tu bebé esté acostado boca arriba, agita a su derecha un sonajero o un juguete que haga ruido, de tal manera que él tenga que alargar la mano para cogerlo. Esto puede motivarlo a darse la vuelta en dirección al juguete.

- No te alarmes si no se da la vuelta según una programación precisa. Los tiempos de cada niño son distintos. Pero si a los ocho meses todavía no ha iniciado el proceso de darse la vuelta, deberías consultar con tu pediatra.

Busca ayuda

Si tu hijo o hija continúa teniendo dificultades para darse la vuelta, es importante que busques ayuda profesional –incluso si estás usando los ejercicios mencionados arriba para comenzar a hacer frente a este problema–. Empieza por contactar con el pediatra de tu bebé, quien quizás pueda determinar si el problema de tu hijo está causado por un defecto neurológico o una dificultad fisiológica. Acuérdate de llevar los registros de tus observaciones, para que puedas proporcionarle un relato completo del desarrollo motor de tu bebé. Los registros detallados pueden ser muy útiles para un médico que está interesado.

Si el médico de tu bebé no responde satisfactoriamente a tus preocupaciones, no dudes en buscar una segunda opinión. El capítulo 9 te ayudará a localizar a un médico o terapeuta que pueda evaluar el desarrollo de tu bebé y proporcionar la asistencia que necesita.

Darse la vuelta, el acto de rodar desde la posición boca arriba hasta la posición boca abajo, sobre las cuatro extremidades, puede verse como la puerta que conduce a la independencia motora. Permite al bebé gatear, sentarse y, finalmente, dar sus primeros pasos. Igualmente importante es el hecho de que representa un paso esencial en el desarrollo neurológico del niño.

En la mayoría de los casos, el acto de darse la vuelta se inicia a la edad de cuatro meses y, rápidamente, se convierte en parte del repertorio de habilidades del bebé. Pero, en el caso de algunos niños (incluyendo a muchos que más adelante son diagnosticados como autistas o con síndrome de Asperger), el acto de darse la vuelta es difícil de dominar, y a veces no lo logran en absoluto. Aunque normalmente estos niños encuentran la manera de pasar de la posición boca arriba a la posición boca abajo, acaban en una postura que hace que la transición al gateo les resulte difícil.

¿Y qué hay de aquellos niños que *sí* empiezan a gatear? El próximo capítulo examina este peldaño de la Escalera del Desarrollo Motor, analizando tanto el gateo normal como los problemas que algunos niños encuentran cuando intentan adquirir esta importante habilidad.

CAPÍTULO 6

ॐ

Gatear

Entre los seis y los diez meses de edad, el bebé típico aprende a gatear apoyándose en las manos y las rodillas. El gateo, el primer medio de locomoción del bebé, le proporciona una libertad absoluta para moverse de un lugar a otro por sí solo, sin ayuda de sus padres o de otro adulto a cargo de él.

Este capítulo comienza hablando de la importancia del gateo y explica cómo gatean los niños que no son autistas. Luego describe las dificultades para gatear que podrían estar indicando que existe un problema. Por último, te orienta para que ayudes a tu hijo o hija a alcanzar este hito motor.

La importancia del gateo

Como ya dijimos, el gateo es el primer medio que tiene el bebé para ir independientemente de un lugar a otro. Por este motivo, el gateo es importante en sí mismo, y es sumamente satisfactorio para el niño que anhela la independencia. Igualmente importante es el hecho de que, como cualquier otra etapa en el desarrollo motor, el gateo se fundamenta en habilidades pasadas y hace posible la adquisición de habilidades futuras, como ponerse de pie y andar. Cuando el niño avanza entre los muebles, desarrolla sus músculos, coordina movimientos a la izquierda y a la derecha de las piernas y los brazos, afina su vista y madura sus reflejos. El gateo, por lo tanto, es un paso importante en el desarrollo físico y neurológico global del niño. De hecho, algunos expertos creen que los niños que no gatean y empiezan a andar directamente se saltan una etapa importante del desarrollo y tienen un mayor riesgo de tener trastornos de la conducta.

Entender el proceso normal del gateo

En el capítulo 5, has aprendido cómo domina el bebé el acto de darse la vuelta, cómo pasa de la posición boca arriba a la posición boca abajo. Una vez que domina esta habilidad, está preparado para hacer la transición al gateo. Pero primero adopta lo que se denomina la *posición de gato sentado*, una posición en la que las piernas están flexionadas (dobladas) debajo del bebé, sus brazos están estirados con las manos apoyadas en el suelo, soportando el pecho, y el cuello está extendido, elevando la cabeza hacia delante en una posición vertical (*véase* figura 6.1A). Lo que le permite llegar a esta posición es el *reflejo tónico simétrico del cuello* o *RTSC*.

Figura 6.1 Reflejo tónico simétrico del cuello

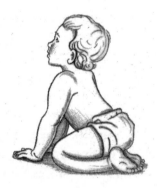 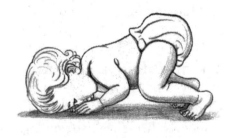

A. Cuando la cabeza del bebé está extendida hacia arriba, este reflejo hace que los brazos se estiren y las piernas se flexionen en una posición de gato sentado.

B. Cuando el cuello del bebé está inclinado hacia abajo, este reflejo hace que los brazos se flexionen y las piernas se estiren.

Como lo explicamos por primera vez en el capítulo 3, el reflejo tónico simétrico del cuello no está presente cuando el bebé nace, pero aparece entre los cuatro y los seis meses de edad. En cierto sentido, este reflejo divide al bebé en dos a la altura de la cintura, haciendo que las partes superior e inferior del cuerpo funcionen de maneras opuestas, controladas por la posición del cuello y la cabeza. Cuando el cuello del bebé está extendido y la cabeza se levanta, los brazos se extienden, elevando la mitad superior de su cuerpo y haciendo que las piernas se flexionen en la posición del gato sentado (*véase* figura 6.1A). Cuando el cuello del bebé está inclinado hacia abajo, los brazos se flexionan y las piernas de estiran un poco (*véase* figura 6.1B).

Cuando observes la figura 6.1, podrás apreciar la naturaleza de balancín del RTSC, la cual permite que el bebé balancee su peso hacia adelante y hacia atrás. El desplazamiento del peso es necesario para toda locomoción. Considera que, al andar, los pies forman la base del cuerpo. Hacen contacto con el suelo y soportan el peso. Para avanzar, debes desplazar el peso de un lado al otro. Ahora, piensa en el gateo. Aquí, también, el peso debe ser desplazado, pero en este caso es más complicado porque el cuerpo es soportado por *cuatro* bases: dos piernas y dos brazos. Una vez en la posición del gato sentado, puede tener lugar el desplazamiento del peso hacia adelante y hacia atrás. Antes de dar el primer «paso» de gateo, muchos bebés se balancean hacia atrás y hacia adelante apoyados sobre manos y rodillas, aprendiendo a cambiar el peso y a coordinar el movimiento de manos y piernas. Tanto el desplazamiento suave y continuo del peso como la coordinación de las extremidades son fundamentales si el bebé ha de resistir la gravedad y avanzar hacia adelante.

Es posible que ya sepas que la mayoría de los bebés prueban varias formas de locomoción antes de decidirse por el gateo estándar. Algunos bebés, por ejemplo, primero se *arrastran*. Al arrastrarse, el estómago del niño toca el suelo mientras él avanza con los brazos, arrastrando las piernas. Muchos niños utilizan el *gateo del gusano*, en el cual el estómago del bebé está elevado del suelo, pero los brazos trabajan simultáneamente para arrastrar ambas piernas hacia adelante. Algunos niños se mueven

> Antes de que el bebé empiece a andar, puede balancearse hacia adelante y hacia atrás apoyado sobre manos y rodillas, practicando el desplazamiento del peso y la coordinación de las extremidades.

hacia atrás al principio. Y otros utilizan una especie de forma de andar del oso, en la cual (con los brazos y las piernas estirados y el trasero en el aire) ellos «andan» apoyando sus manos y pies. Pero entre los seis y los diez meses de edad, la mayoría de los niños dominan lo que se conoce como el *gateo contralateral*, o *gateo de patrón cruzado*.

Figura 6.2 El gateo contralateral

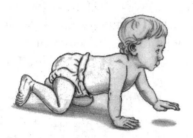 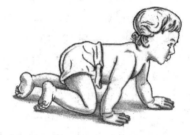

A. El gateo contralateral comienza con el bebé moviendo un brazo hacia adelante.

B. Después de que el peso del bebé se desplaza hacia su primer brazo, la rodilla opuesta avanza hacia adelante.

C. El patrón de gateo se completa cuando el bebé mueve el segundo brazo hacia adelante, seguido de la segunda pierna.

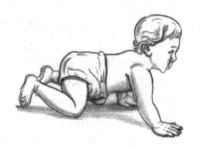

Para el gateo contralateral, el bebé debe moverse desde la posición del gato sentado hasta la posición de gateo, «andando» con sus manos hacia adelante, hasta que los muslos y los brazos estén verticales, y el tronco esté horizontal y elevado del suelo. Después de adoptar esta posición, el bebé inicia el gateo contralateral llevando un brazo hacia adelante (*véase* figura 6.2A). Luego desplaza su peso hacia ese brazo y avanza con la rodilla opuesta (*véase* figura 6.2B). A continuación, lleva su otro brazo hacia adelante, desplaza el peso hacia dicho brazo y lleva su otra pierna hacia adelante, completando el patrón de gateo (*véase* figura 6.2C).

104

Como explicamos antes, el RTSC permite que el bebé empiece a gatear al llevarlo a la posición del gato sentado. Pero es igualmente importante entender que cuando el bebé practica gatear, su cuerpo es controlado cada vez menos por este reflejo. De hecho, es esencial que el reflejo sea suprimido o «madurado» para que el bebé pueda gatear de una manera más eficiente. Cuanto más gatea el bebé, menos controlado está por el RTSC. Una vez que se ha liberado de este reflejo (normalmente entre los ocho y los diez meses de edad), el niño puede mover el cuello, los brazos y las piernas independientemente unos de otros.

Aunque el reflejo tónico simétrico del cuello, o RTSC, posibilita que el bebé empiece a gatear, este reflejo debe ser suprimido para que el niño pueda continuar ascendiendo por la Escalera del Desarrollo Motor.

El gateo problemático

Después de aprender a darse la vuelta, el bebé típico empieza a gatear en pocas semanas y pronto se le puede ver avanzando a toda velocidad por el suelo, explorando su mundo. Pero como aprendimos al examinar los videos, algunos bebés, a los que más adelante se les diagnostica autismo o síndrome de Asperger, muestran alternativas al gateo contralateral.

De lejos, el patrón de gateo atípico más frecuente que hemos viso es el *gateo asimétrico*. En el gateo asimétrico, se mantiene el patrón de gateo contralateral. En otras palabras, el bebé mueve primero un brazo hacia adelante y desplaza el peso hacia esa mano. Luego mueve la pierna opuesta hacia adelante, seguida de la otra mano y, por último, la otra pierna. No obstante, en este caso, un lado del cuerpo no imita lo que hace el otro lado. Por ejemplo, una pierna puede permanecer en la posición de gateo mientras la otra pierna adopta la posición de andar, con la parte inferior de la pierna en posición vertical y la planta del pie en contacto con el suelo (*véase* figura 6.3). Este movimiento asimétrico da al gateo del bebé una cualidad ladeada, de renqueo, en lugar de la fluidez del gateo contralateral. Sin embargo, este patrón no hace que el bebé avance más lentamente. Ciertamente, parece moverse por la habitación de una forma bastante eficiente.

El gateo asimétrico es un claro ejemplo de la asimetría persistente, de la cual hablamos en el capítulo 2. Como recordarás, los dos lados del cuerpo del bebé (el izquierdo y el derecho) se suelen desarrollar más o menos de la misma manera y al mismo tiempo, permitiéndole mover ambos lados por igual. Esta simetría puede verse en el gateo contralateral. Ambos brazos soportan el cuerpo del bebé, y las dos piernas están en una posición similar y pueden avanzar gateando de la misma manera. En el gateo asimétrico, las acciones de ambas piernas *no* son imágenes idénticas. Mientras que una pierna es capaz de adoptar la posición de gateo correcta, la otra está en la posición de andar. Si pudiste detectar una asimetría persistente en alguna de las primeras etapas del desarrollo motor de tu bebé, probablemente ese mismo lado exhibirá una irregularidad asimétrica en el gateo.

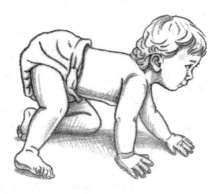

Figura 6.3
Gateo asimétrico

En esta forma de gateo asimétrico, una pierna está en la posición de gateo mientras que la otra adopta la posición de andar.

Los niños no autistas también pueden, durante unos cuantos «pasos», mostrar un gateo asimétrico, pero en ellos esa asimetría no persiste.

En otro patrón de gateo atípico, llamado *gateo de caída*, el bebé comienza sobre sus cuatro extremidades, mueve un brazo hacia adelante y sigue con la pierna opuesta, como en el gateo contralateral típico (*véase* figura 6.4A). Pero cuando intenta completar el ciclo de gateo, desplaza su peso hacia el otro brazo sin mover el brazo para aceptar ese peso. (*véase* figura 6.4B). Sin el soporte del brazo, el bebé se cae (*véase* figura 6.4C). A simple vista, es posible que uno no sea capaz de separar los componentes del gateo de caída, pero cualquiera puede ver fácilmente que el bebé habitualmente se cae hacia un lado cuando intenta gatear.

Este segundo patrón atípico de gateo podría describirse como un intervalo *en la sinergía del movimiento*. La sinergia del movimiento es la coordinación armoniosa de los diversos movimientos que participan en una actividad. Cuando ocurre un intervalo en esta sinergia, hay una sincronización inadecuada entre el desplazamiento del peso y el movimiento de las extremidades. El resultado es lo que comúnmente se denomina, por falta de una palabra mejor, torpeza. La torpeza es especialmente común en los niños que tienen síndrome de Asperger, aunque también puede hallarse en los niños autistas.

Figura 6.4 Gateo de caída

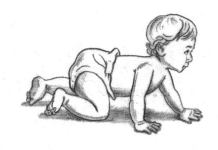

A. El gateo de caída empieza como el gateo típico, con el movimiento del primer brazo y la pierna opuesta.

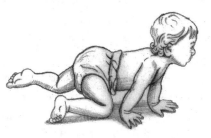

B. El bebé luego desplaza su peso hacia el segundo brazo antes de que éste se mueva para aceptar el peso.

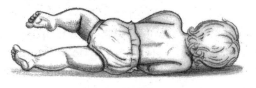

C. Sin el soporte del segundo brazo, el bebé pierde el equilibrio y cae.

En realidad, ambos patrones de movimiento atípicos que acabamos de comentar permiten al bebé moverse de un lugar a otro. Pero hay otras posiciones atípicas que no permiten al bebé gatear, en absoluto.

En el *gateo de trasero elevado*, por ejemplo, el bebé se inclina hacia adelante apoyado en sus brazos, como si fuera a gatear. Pero en lugar de avanzar con las manos y las rodillas, se queda «atascado» con el trasero elevado en el aire y la cabeza en el suelo (*véase* figura 6.5). Con frecuencia, el bebé que usa la posición de trasero elevado se cae hacia un lado cuando intenta gatear.

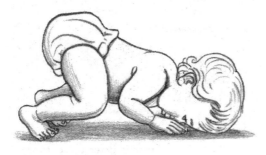

Figura 6.5
Gateo de trasero elevado

En esta forma de gateo atípico, el bebé se queda «atascado» con el trasero en el aire, incapaz de avanzar.

Otro patrón atípico que hace que el bebé se quede «atascado» tiene lugar cuando el niño adopta una posición de sentado con las rodillas hacia afuera, en lugar de la posición con las rodillas hacia abajo necesaria para la locomoción (*véase* figura 6.6). En el *gateo sentado*, el bebé intenta llevar su cuerpo hacia adelante con los brazos extendidos, pero no puede moverse porque las piernas se mantienen flexionadas debajo de él. Este patrón puede ser un ejemplo de un patrón reflejo desordenado. Fragmentos del RTSC se mantienen en la forma de las piernas flexionadas, lo cual puede ser una forma atípica de la posición del gato sentado.

Por último, pero no por ello menos importante, está el hecho de que algunos bebés se saltan el gateo por completo. Se ponen de pie y, aproximadamente a la edad de diez meses, empiezan a andar. ¿Es esto un problema? En algunos casos, los niños progresan hasta empezar a andar sin haber aprendido a gatear, y continúan desarrollándose con normalidad sin mostrar ningún síntoma de daño neurológico. Sin embargo, en su libro *Stopping ADHD*, las autoras Nancy O'Dell y Patricia Cook presentan pruebas convincentes de que los niños que se saltan el gateo se pierden una etapa importante del desarrollo, y con el tiempo pueden adquirir un déficit de atención y trastorno de hiperactividad (ADHD). Además, como ya sabes, si un bebé se salta completamente la etapa del gateo, es posible que no consiga desarrollar un mecanismo que reemplace el RSTC. Entonces, el reflejo continuará apareciendo mucho después de que el bebé haya finalizado su viaje hacia el andar independientemente, interfiriendo con sus capacidades motoras y de aprendizaje más adelante en la vida.

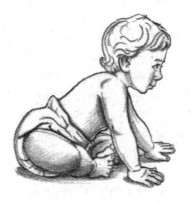

Figura 6.6
Gateo sentado

En este patrón atípico, las piernas del bebé se mantienen flexionadas debajo de él mientras intenta avanzar con los brazos.

Qué puedes hacer

En la mayoría de los casos, el bebé típico, cuando lleva algunas semanas intentando dominar el gateo, logra utilizar el patrón contralateral. Si tu bebé *no* empieza a gatear entre los diez y los doce meses de edad, o si persiste en la utilización de un patrón atípico, ello podría ser motivo de preocupación. Por esta razón, es importante que prestes atención a su progreso.

No empujes a tu bebé para que acelere el proceso del gateo y empiece a andar. El gateo no sólo es un proceso complicado que requiere práctica, sino que también es una etapa importante, esencial para un desarrollo adecuado.

Observa y lleva un registro

Como explicamos inicialmente en el capítulo 2, ninguna tecnología médica puede reemplazar a la observación detenida del bebé por parte de su madre o su padre. Tú estás en una posición única para ver cómo se mueve y cambia tu bebé cada día. Sabrás cuando empieza a gatear, cómo empieza a gatear y si domina, y cuándo domina, el gateo típico que es tan importante para el desarrollo motor.

Mientras observas a tu bebé, lleva un registro de lo que ves, tal como se explicaba en la pág. 52. Tu registro puede ser por escrito, en forma de un diario o un cuaderno (*véase* Cuaderno de observación en la pág. 197), o en la forma de un diario de fotos/videos. Estos registros te proporcionarán una imagen exacta de lo que le está ocurriendo a tu bebé, y también te permitirán dar una información útil al médico de tu hijo y a otros profesionales.

Cuando estés observando el comportamiento de tu bebé al gatear, recuerda que el gateo contralateral es un proceso complicado que requiere práctica para que pueda convertirse en un movimiento fluido, coordinado. No empujes a tu bebé para que vaya más rápido, pero, a medida que vayan pasando las semanas, lo que sí debes hacer es fijarte si hay ciertas señales que indiquen que esta etapa no se está desarrollando como debería.

- Desde el principio, fíjate si el bebé está exhibiendo una asimetría persistente. ¿Está usando un lado de su cuerpo mucho más que el otro? Si es así, ¿es siempre el mismo lado, o cambia de vez en cuando? ¿Esta asimetría aparece sólo en la parte superior del cuerpo (brazos), o también en la parte inferior (piernas)?

- Fíjate específicamente si aparece alguno de los patrones atípicos de gateo descritos antes en este capítulo.

Anímalo a que gatee

Si, a través de tus observaciones, has notado que tu hijo parece estar teniendo dificultades para gatear —o que todavía no ha empezado a gatear—, he aquí algunos pasos sencillos que puedes dar para ayudar a tu bebé a alcanzar este hito motor.

- Anima a tu bebé a que gatee proporcionándole abundantes oportunidades para que practique esta actividad. Al menos tres o cuatro veces al día, colócalo boca abajo sobre una superficie relativamente firme, como un piso alfombrado. Asegúrate de que esté cómodamente abrigado y que su ropa le permita libertad de movimiento. Luego acuéstate en el suelo, aproximadamente a un metro ochenta de distancia de él y anímalo a que avance hacia ti, sosteniendo su juguete favorito delante de él. Quédate en la habitación para darle apoyo y para monitorizar su progreso.

- Construye una pista de gateo, tal como se explica en el libro *Cómo multiplicar la inteligencia de tu bebé* de Glenn y Janet Doman (*véase* el apartado «Lecturas recomendadas» en la pág. 189). Esta pista, que puedes construir en tu casa, es segura, limpia, cálida, suave y acolchada, lo cual proporciona a tu bebé la oportunidad máxima para mover sus brazos y piernas. La pista es suficientemente ancha para permitir que el bebé mueva fácilmente sus piernas y sus brazos, pero suficientemente estrecha para permitir que se impulse desde los lados con los pies.

> Dále a tu hijo el tiempo, el espacio y el ánimo necesarios para que llegue a dominar el gateo.

- No coloques a tu bebé en un andador. Si tu niño es capaz de moverse a voluntad usando un andador, es posible que no se sienta motivado a desarrollar sus habilidades de gateo.

- No uses en exceso el corralito o parque de niño. Es un lugar estupendo para poner a tu bebé para que juegue sin peligro con sus juguetes, pero no ofrece el espacio que necesita para gatear. Asegúrate de que tu bebé tenga la oportunidad, varias veces al día, de gatear sobre una superficie grande, plana y limpia.

- No animes a tu bebé a que empiece a andar pronto. En lugar de eso, dale el tiempo que necesite para aprender a gatear y para practicar el gateo. Recuerda que el proceso de gatear no es sólo un medio para ir de un lugar a otro, sino también un proceso importante que lo preparará para el dominio de otras habilidades más complicadas. (Para más información sobre la importancia del gateo, *véase* el libro *Stopping ADHD* de O'Dell y Cook, que aparece en la lista de «Lecturas Recomendadas» de la pág. 189).

Busca ayuda

Si tu niño está teniendo dificultades con la tarea de gatear, y especialmente si está mostrando uno de los patrones atípicos que se describen en este capítulo, es importante que busques ayuda profesional, incluso si estás trabajando con tu bebé tal como acabamos de explicar en detalle. Un buen primer contacto es el pediatra, quien posiblemente podrá determinar si las dificultades de tu niño están siendo causadas por un problema físico, como una cadera dislocada, o si es un posible síntoma de una lesión neurológica. Acuérdate de llevar los registros de tus observaciones para que puedas ofrecer un informe completo del desarrollo motor de tu hijo o hija. Los registros detallados pueden ser muy útiles para un médico que se interese.

Si el médico de tu bebé no responde satisfactoriamente a tus preocupaciones, no dudes en buscar una segunda opinión. El capítulo 9 te ayudará a encontrar a un médico o terapeuta que pueda evaluar el desarrollo de tu bebé y proporcionarle la ayuda que necesita.

Ahora comprendes la importancia del gateo como un peldaño en la Escalera del Desarrollo Motor. Además de darle a tu bebé una nueva libertad, el gateo hace que sus reflejos maduren, enseña al cerebro una acción de coordinación compleja y prepara a tu niño para que alcance hitos futuros en su desarrollo.

Cuando el niño tiene entre seis y diez meses de edad, normalmente ya está gateando bien. Pero, en el caso de algunos niños, el gateo no se desarrolla de la forma típica, e incluso puede estar indicando el desarrollo del autismo o el síndrome de Asperger. Por este motivo, es sumamente importante prestar atención al progreso de tu bebé en el gateo y tomar medidas si es necesario.

Ciertamente, la Escalera del Desarrollo Motor no se acaba con el gateo. El próximo capítulo analiza otro hito importante: sentarse.

༄

CAPÍTULO 7

Sentarse

Cuando un bebé recién nacido es sostenido en la posición de estar sentado, su cabeza cae hacia adelante, hacia su pecho, ya que no posee la fuerza suficiente para resistir a la gravedad. Un bebé pequeño simplemente no tiene el equilibrio necesario para sentarse y permanecer sentado. Pero dentro de los primeros meses de vida, tanto la fuerza como el equilibrio del niño empiezan a aumentar a medida que él va ascendiendo por la Escalera del Desarrollo Motor. Y, aproximadamente, a los seis meses de edad inicia el proceso de aprender a sentarse independientemente.

Este capítulo se centra en el proceso de sentarse, el cual podría considerarse un punto a medio camino en el desarrollo motor temprano del niño (tanto cronológicamente como en un sentido posicional), ya que la mitad superior de su cuerpo está vertical y la mitad inferior está todavía horizontal. Este capítulo comenta primero la importancia de sentarse, que, como otras habilidades motoras, no sólo es un gran logro físico, sino también un medio para progresar hacia un mayor desarrollo y aprendizaje. Luego examina el sistema vestibular, el cual desempeña un papel importante para proporcionar el equilibrio necesario para que el bebé pueda sentarse. Describe cómo domina el bebé típico el proceso de sentarse, y explora las dificultades para sentarse que encuentran algunos niños a los que más adelante se les diagnostica autismo o síndrome de Asperger. Por último, explica qué puedes hacer para ayudar a tu bebé a desarrollar esta habilidad tan importante.

La importancia de sentarse

En los capítulos anteriores hemos explicado que cada peldaño en la Escalera del Desarrollo Motor es importante porque cada habilidad impulsa el.desarrollo físico del niño, permitiéndole dominar más habilidades motoras. Aunque no sea más que por este motivo, sentarse es un logro significativo. Como verás en este capítulo, para que el bebé pueda sentarse erguido sin ayuda, debe desarrollar su fuerza muscular, su coordinación y su sentido del equilibrio. Todos estos elementos serán necesarios a medida que el bebé vaya ascendiendo por la Escalera del Desarrollo Motor, aprendiendo a andar y a correr.

El acto de sentarse también es importante por otro motivo. Cuando el bebé finalmente es capaz de sentarse sin ser sostenido, tiene una nueva visión del mundo y una nueva libertad para usar sus brazos y sus manos. Puede mirarse las manos y moverlas por todas partes, puede jugar con juguetes y puede examinarte y examinar su entorno inmediato. Todas estas actividades estimulan los centros superiores del cerebro, acercando al bebé más al dominio del habla, la lectura, la escritura y muchas otras habilidades per-académicas y académicas.

El sistema vestibular

Ubicado en el interior del oído, el sistema vestibular monitoriza los movimientos del cuerpo y proporciona la retroalimentación necesaria para mantener el equilibrio y la orientación en el espacio. Sin este sistema, el niño no puede sentarse, ponerse de pie o andar.

Si leíste el capítulo 4, quizás recuerdes que el sistema vestibular es uno de los tres sistemas de *feedback* importantes que ayudan al cerebro a integrar e interpretar la estimulación sensorial. El sistema táctil interpreta la información recabada a través del tacto, el sistema propioceptivo trata con la información producida por el movimiento y la actividad muscular, y el sistema vestibular detecta el movimiento y los cambios en la posición de la cabeza, permitiendo al niño mantener el equilibrio y la orientación en el espacio. Es fácil entender por qué el sistema vestibular (uno de los primeros sistemas sensoriales en desarrollarse en la infancia) es tan importante para ayudar al bebé a pasar de una posición totalmente horizontal a una posición en la que la cabeza y la parte superior del cuerpo están verticales.

En realidad, el sistema vestibular monitoriza el movimiento de dos maneras. En primer lugar, a través de los canales semicirculares, este sistema detecta la rotación (llamada *aceleración angular*), como el movimiento que ocurre cuando asientes o mueves la cabeza negativamente. En segundo lugar, a través de unas estructuras llamadas el utrículo y el sáculo, el sistema detecta movimiento a lo largo de una línea (llamado *aceleración lineal*), como el movimiento que tiene lugar cuando un ascensor cae debajo de ti o tu cuerpo se inclina hacia un lado. Examinemos el sistema vestibular y veamos cómo funcionan estas estructuras para monitorizar el movimiento y la posición de la cabeza.

El sistema vestibular está ubicado en el interior del cráneo, en cada oído interno (*véase* figura 7.1). Está formado por tres *canales semicirculares*, los cuales están ubicados en ángulos rectos los unos respecto de los otros, de manera que cada canal pueda detectar movimiento en un solo plano. Cada canal está lleno de un fluido llamado *endolinfa*, y acaba en un bulto llamado *ampolla*. En su base, cada ampolla contiene células de ciliadas sensoriales que se proyectan hacia arriba, hacia el interior de una masa gelatinosa llamada *cúpula*. Cuando giras la cabeza en el plano de un canal, el fluido de endolinfa se derrama contra la cúpula, doblando las células ciliadas y, finalmente, enviando mensajes al cerebro. El sistema está organizado de manera tal que cuando los canales en un lado de la cabeza son estimulados, los canales en el otro lado de la cabeza son inhibidos. Esto permite al cuerpo seguir el rastro de la posición de la cabeza sin provocar náuseas o vértigo, lo cual ocurriría si ambos lados se activaran a la vez. Fíjate que un gran papel de este sistema de canales semicirculares es mantener tus ojos inmóviles en el espacio mientras tu cabeza se mueve por todas partes. Por este motivo puedes mantener el enfoque en una página, incluso cuando asientes con la cabeza, o la mueves de lado a lado, o la giras.

Cada ampolla está conectada a dos sacos membranosos, llamados utrículo y sáculo. El *utrículo* está horizontal en el oído para detectar el movimiento hacia los lados, mientras que el *sáculo* está posicionado verticalmente para detectar el movimiento hacia arriba y hacia abajo. Cada uno de estos órganos tiene una lámina de células cuyos cilios están arraigados en una masa gelatinosa, de manera similar a la disposición que se encuentra en los canales semicirculares. Cuando mueves la cabeza hacia un lado, la gelatina dobla las células ciliadas, y el cerebro es informado del cambio de posición. Fíjate que un papel importante del sáculo y el utrículo es mantenerte orientado verticalmente. Cuando tu cabeza y tu cuerpo empiezan a inclinarse, estas estructuras te permiten compensar haciendo ajustes en tu posición.

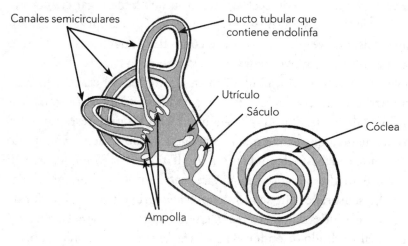

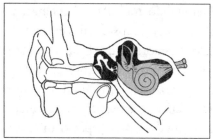

Figura 7.1
Sistema vestibular

Ubicado en el oído interno, el sistema vestibular permite al niño mantener el equilibrio necesario para sentarse, andar y muchas otras habilidades motoras.

Como puedes ver, los canales semicirculares, el utrículo y el sáculo perciben ciertos tipos de movimientos y transmiten información sobre esos movimientos al cerebro, donde es interpretada. Es por este sistema que tú sabes cuál es la posición de tu cabeza incluso en la oscuridad, y puede saber si estás acostado, sentado o de pie, inclinado, cayéndote o girando.

Entender el proceso normal de sentarse

Aunque los padres pueden sostener al bebé en la posición de sentado prácticamente desde su primer día de vida, el acto verdaderamente independiente de sentarse no empieza hasta que el niño tiene varios meses de edad y ha desarrollado el sentido del equilibrio, la fuerza muscular y la coordinación necesarios. Examinemos las diversas etapas por las que pasa el bebé antes de ser capaz de sentarse (y permanecer sentado) por sí mismo.

Entre el nacimiento y aproximadamente los dos meses de edad, si coges las muñecas del bebé típico y suavemente tiras de él hasta llevarlo a la posición de sentado, su cabeza cuelga hacia atrás flácidamente. (Dicho sea de paso, no es una buena idea sostenerlo en esta posición durante más de uno o dos segundos). Pero aproximadamente a los dos meses de edad, cuando uno lleva al bebé a la posición de sentado, éste sostiene la cabeza alineada con el cuerpo. Poco después, empieza a usar sus músculos abdominales para *ayudar* a la persona que está llevándolo a la posición de sentado tirando de sus muñecas.

Aproximadamente a los cuatro meses de edad, los músculos de la cabeza y el cuello del bebé empiezan a fortalecerse más rápidamente y él empieza a levantar la cabeza y mantenerla levantada mientras está tumbado boca abajo. Llegado este punto, cuando el bebé se sienta en el regazo de uno de sus padres, probablemente puede sostener la cabeza de forma continua durante largos períodos de tiempo y mirar a su alrededor. A continuación, aprende a levantarse con los brazos y mantener el pecho separado del suelo. Poco a poco, está fortaleciendo los músculos de su cuello, su espalda y su abdomen, desarrollando la capacidad de coordinar las acciones de los diferentes músculos y madurando su sistema vestibular.

Por lo general, antes de que el bebé pueda sentarse de una forma verdaderamente independiente, aprende a mantenerse sentado inclinándose hacia adelante con los brazos delante de él y las manos apoyadas en el suelo. Esta posición, llamada *trípode*, permite al bebé sentarse antes de haber adquirido el equilibrio necesario para permanecer sentado sin ayuda. Sin embargo, incluso con la ayuda de sus manos, un bebé en la posición de trípode probablemente caerá hacia un lado, a menos que se mantenga estable con la ayuda de cojines.

Cuando el bebé ha desarrollado suficiente estabilidad y equilibrio, finalmente es capaz de sentarse con las manos descansando en su regazo, sin ninguna ayuda externa (*véase* figura 7.2). Entre los seis y los siete meses de edad (cuando el bebé ya domina el proceso de darse la vuelta), es lo suficientemente fuerte y coordinado para pasar de una posición boca arriba a una posición de sentado, y luego mantener esa posición.

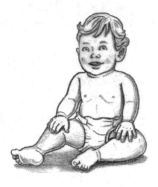

Figura 7.2
Bebé típico sentado

Aproximadamente a los seis meses de edad, el bebé típico es suficientemente fuerte y coordinado como para sentarse sin ser sostenido por sus padres o por unos cojines.

Sentarse de una forma problemática

Ahora sabes cómo progresa el bebé típico hasta el punto en el que puede pasar de estar acostado boca arriba a estar sentado, y luego *permanecer* en esa posición sin el soporte de sus propias manos, o unos cojines, u otra persona.

Desafortunadamente, nuestra investigación ha mostrado que algunos bebés no progresan de la manera que se ha descrito antes en este capítulo.

Hemos descubierto que un número significativo de niños que más tarde fueron diagnosticados de autismo o síndrome de Asperger no se sientan solos a los seis meses de edad. Muchos de los niños que *son* capaces de sentarse no pueden mantener la posición erguida y se caen con mayor frecuencia que los niños normales. Además, a diferencia de los niños típicos, estos bebés no exhiben el *reflejo de paracaídas*, un reflejo que suele aparecer antes de que el bebé empiece a andar. Cuando un niño normal empieza a caerse, el reflejo de paracaídas hace que extienda los brazos hacia adelante en un esfuerzo por proteger su pecho y su cabeza, impidiendo que se golpeen contra el suelo, y que incline *ligera-*

mente la cabeza hacia la vertical (*véase* figura 7.3). Hemos descubierto que el bebé al que más adelante se le diagnostica autismo o síndrome de Asperger mantiene los brazos y la cabeza en las posiciones originales mientras se cae y, en consecuencia, puede caerse de cara (*véase* figura 7.4). Parece no percibir cuándo va a perder el equilibrio.

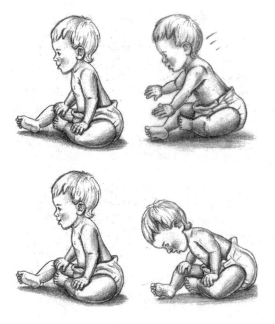

Figura 7.3
Un niño con el reflejo de paracaídas

Cuando el bebé típico cae, su reflejo es extender los brazos hacia adelante en un esfuerzo por proteger su cabeza y su pecho.

Figura 7.4
Un niño sin el reflejo de paracaídas

Cuando un bebé sin el reflejo de paracaídas se cae, sus brazos permanecen en la posición original, sin ofrecerle ninguna protección.

Los niños con síndrome de Asperger y autismo parecen tener un problema con el sistema vestibular (el sistema de equilibrio del cuerpo descrito en las págs. 114-116). Esto es respaldado no sólo por su falta de estabilidad cuando se sientan y la ausencia del reflejo de paracaídas, sino también por el movimiento involuntario de los ojos conocido como *nistagmo posrotatorio*. Cuando se hace girar a un niño no autista (por ejemplo, en una silla de oficina), sus ojos se mueven repetida y lentamente por el rango de movimiento, y luego vuelven rápidamente a la posición inicial. Los niños autistas no muestran este patrón en la misma medida que los otros niños. De hecho, algunos niños con autismo no muestran los movimientos de nistagmo en absoluto después de haber girado. Pero extrañamente, después de un rato dando vueltas, estos niños no suelen sentirse mareados y desorientados, como le ocurre al niño típico.

Los niños autistas, además, suelen buscar actividades que pueden proporcionarles una estimulación vestibular, como subirse, en un parque de diversiones, a los juegos en los que uno gira. Esta necesidad de estimulación también podría explicar el patrón estereotípico de balanceo que suele verse en los niños autistas.

Prueba de inclinación Teitelbaum

Cuando un bebé normal de seis meses es sostenido en el aire y es inclinado *lentamente* unos 45 grados desde la vertical, responde manteniendo la cabeza vertical (*véanse* figuras). Esto ocurre (al menos durante unos segundos) incluso cuando los ojos del bebé están cubiertos y éste no puede usar la vista para determinar su orientación en el espacio. Si has leído el resto de este capítulo, sabrás que esto indica un desarrollo adecuado del sistema vestibular del bebé.

Sin embargo, en muchos casos, el bebé al que más adelante se le diagnostica autismo no muestra esta habilidad. Cuando se le inclina hacia un lado, la cabeza del bebé de seis meses que será autista en el futuro tiende a seguir pasivamente al cuerpo, de manera tal que su cuerpo y su cabeza acaban formando un ángulo de 45 grados con respecto a la vertical (*véanse* figuras pág. 121). Esta falta de verticalización de la cabeza, que ha sido observada incluso en algunos niños autistas de siete años de edad, muestra una alteración en el sistema vestibular, el sistema de equilibrio del cuerpo.

La prueba de inclinación Teitelbaum o Teitelbaum Tilt Test (TTT) para el autismo es una buena manera de empezar a determinar si tu hijo o hija podría ser autista. Para usar esta sencilla prueba, inclina *lentamente* a tu bebé aproximadamente 45 grados hacia un lado, observando, al mismo tiempo, si mantiene su cabeza vertical o si permite que ésta se incline con el resto de su cuerpo. Luego, *lentamente*, regresa a tu bebé a la posición vertical y repite el test hacia el otro lado, observando, una vez más, cuál es su respuesta. Dado que algunos niños autistas carecen de la capacidad de mantener la cabeza vertical sólo en un lado, es importante que inclines a tu bebé hacia ambos lados.

Si puedes, realiza la TTT delante de un espejo. Esto puede hacer que te resulte más fácil ver cuál es la respuesta de tu bebé. También es una buena idea registrar la prueba TTT con una cámara filmadora. Esto no sólo permitirá una observación más detenida y repetida de los movimientos de tu bebé, sino que también te permitirá mostrar la reacción de tu hijo al pediatra o a otro profesional, si es necesario.

Ten en cuenta que los resultados de la TTT no están pensados para que muestren de una forma concluyente si tu hijo es, o no es, autista. No obstante, una falta de verticalización de la cabeza sugiere que hay una lesión neurológica y debería ser comunicada a un profesional. Y cuando aparece junto con otro problema en los patrones de movimiento descritos en este libro, podía indicar la presencia de autismo o síndrome de Asperger.

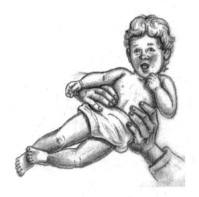

Bebé típico siendo inclinado
hacia la izquierda

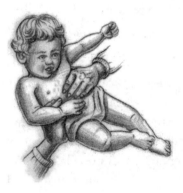

Bebé típico siendo inclinado
hacia la derecha

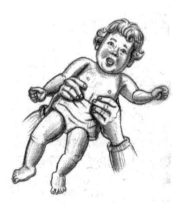

Bebé autista siendo inclinado
hacia la izquierda

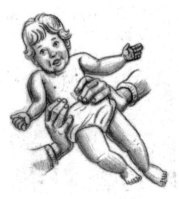

Bebé autista siendo inclinado
hacia la derecha

Qué puedes hacer

Cuando un niño tiene problemas para sentarse y mantenerse sentado en una posición estable, el motivo podría ser una falta de desarrollo del sistema vestibular.

Como ya sabes, entre los seis y los siete meses de edad, la mayoría de los bebés son capaces de sentarse sin ayuda, y mantenerse en esa posición de una forma estable. Pero esto no ocurre con todos los niños. Si tu bebé continúa teniendo problemas para sentarse y mantenerse sentado, podría ser motivo de preocupación. Por ello, es importante que sigas de cerca su progreso.

Observa y lleva un registro

Como explicamos por primera vez en el capítulo 2, ninguna maravilla tecnológica puede reemplazar la observación detenida de un bebé por parte de su padre o su madre. Estás en una posición única para ver a tu bebé moverse cada día. Sabrás cuando haga sus primeros intentos por sentarse, si domina la posición estable de sentado que es tan importante para su desarrollo futuro, y cuándo la domina.

Mientras observas a tu bebé, lleva un registro de lo que ves, tal como se explica en la pág. 52. Tus registros pueden ser en la forma de un diario o un cuaderno (*véase* Cuaderno de observación en la pág. 197), o en la forma de un diario de fotografías o videos. Estos registros te darán una imagen precisa de lo que está ocurriendo con tu niño, y también te permitirán proporcionar una información útil a su médico y a otros profesionales.

Cuando estés observando los esfuerzos que hace tu bebé por sentarse, probablemente notarás los problemas si te concentras en posiciones y movimientos específicos, tal como se explica a continuación.

- Cuando tu bebé tenga unos seis meses de edad, examina su capacidad de levantar la cabeza hasta una posición vertical. Cuando esté acostado boca arriba, sujétalo de las manos y tira de él suavemente. Fíjate si hace el intento de levantar la cabeza. Si su cabeza cuelga flácidamente, podría ser motivo de preocupación.

- Cuando tu bebé tenga entre seis y ocho meses de edad, utiliza la prueba de inclinación Teitelbaum para el autismo, la cual se explica en el recuadro de las pág. 120. Esta sencilla prueba puede detectar una posible alteración en el sistema vestibular.

- Si tu bebé es capaz de mantener la cabeza en la posición vertical, fíjate si intenta levantar también la parte superior del cuerpo.

- Si tu bebé es capaz de sentarse, fíjate si empieza a adoptar esa posición más fácilmente con la práctica continuada.

- Fíjate si tu bebé es capaz de permanecer sentado, o si se cae repetidamente. Si se cae, observa la dirección en que cae: hacia adelante, hacia atrás, hacia la izquierda o hacia la derecha. También fíjate si muestra el reflejo de paracaídas, extendiendo los brazos hacia adelante para proteger su pecho y su cabeza, impidiendo que se golpeen contra el suelo.

Estimula el sentido del equilibrio de tu bebé

Si a lo largo de tus observaciones has notado que tu bebé es incapaz de sentarse o de permanecer sentado, puedes estar seguro de que hay maneras en las que puedes ayudar a tu bebé a desarrollar el equilibrio necesario para sentarse.

- Si hace buen tiempo, lleva a tu bebé al parque todos los días, siéntate en un columpio que tenga el tamaño para un adulto y colócalo sobre tu regazo. Colúmpiate hacia adelante y hacia atrás. Para mantener a tu bebé seguro, colócalo en una mochila para bebés de las que se colocan delante de ti, de manera que no podrá caerse. Para hacer que tu bebé se *sienta* seguro, rodea con tus brazos las cuerdas del columpio y a tu niño (*véase* figura 7.5)

  Continúa columpiándote hasta que tu bebé se empiece a mover inquieto porque se quiere bajar, con lo cual te está indicando que ha tenido suficiente. Este rato de columpio puede durar hasta media hora o cuarenta y cinto minutos. Durante ese tiempo, el movimiento estimulará el oído interno y ayudará a regular y desarrollar el equilibrio. En un caso, después de tres semanas de «terapia de columpio», un bebé de tres meses no sólo mostró una mejora en su equilibrio, sino que además empezó a ser más receptivo con su madre. (Para más información sobre el uso de esta terapia, *véase* el recuadro de abajo).

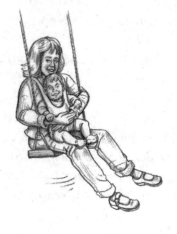

Figura 7.5
Mejorar el equilibrio con
el columpio de un parque

El simple movimiento hacia adelante y hacia atrás puede estimular el sistema vestibular del bebé, ayudándolo a desarrollar el sentido del equilibrio.

- En cuanto tu niño sea capaz de usar otros juegos del parque, como los carruseles y los toboganes, anímalo a hacerlo.

Usar eficazmente la terapia de columpio

Tal como se ha descrito, puedes ayudar a tu bebé a desarrollar el equilibrio que necesita para sentarse colocándolo sobre tu regazo en un columpio grande y columpiándote hacia adelante y hacia atrás. Si el clima lo permite, deberías hacer esto todos los días durante tanto tiempo como tu niño lo tolere sin moverse inquieto para bajarse de tu regazo. Con el tiempo, esta sencilla actividad puede ayudar a madurar el sistema vestibular de tu bebé.

¿Y si tu bebé se asusta con el movimiento del columpio? En ese caso, empieza con un movimiento suave y colúmpiate solamente unos pocos minutos. Luego, cada día, aumenta la amplitud de movimiento y el tiempo que pasáis columpiándoos. Si incluso un movimiento muy suave hace que tu bebé grite y llore, deja de columpiarte. No deberías hacer nada que asuste a tu bebé.

¿Un columpio pequeño de interiores para bebés proporcionaría los mismos beneficios que un columpio grande de parque? El tiempo que pasa en un columpio para bebés puede ayudar a mejorar el equilibrio de tu hijo hasta cierto punto, pero para obtener mejores resultados es necesario el movimiento pronunciado del columpio de un parque.

Intenta iniciar la terapia de columpio de tu bebé lo antes posible, incluso antes de que alcance la edad en la que empezará a sentarse independientemente. Cuanto antes estimules el sentido del equilibrio de tu bebé, más posibilidades tendrá de alcanzar con éxito los hitos motores.

Busca ayuda

Si tu bebé está teniendo dificultades para sentarse o muestra una mala respuesta en la prueba de inclinación Teitelbaum (*véase* pág. 120), es importante que busques ayuda profesional (incluso si estás usando los consejos descritos para empezar a hacer frente a este problema). Un primer buen contacto es el pediatra de tu bebé, quien posiblemente será capaz de determinar si las dificultades de tu hijo son una señal de lesión neurológica. Acuérdate de llevar los registros de tus observaciones para que puedas proporcionar un informe completo del desarrollo motor de tu hijo o hija. Los registros detallados son esenciales, ya que te permiten presentar eficazmente tus preocupaciones al médico o a otro profesional.

Si el médico de tu bebé no responde satisfactoriamente a tus preocupaciones, no dudes en buscar una segunda opinión. El capítulo 9 te ayudará a localizar a un médico o terapeuta que pueda evaluar el desarrollo de tu bebé y proporcionar la asistencia que necesita.

El mundo se abre al bebé que es capaz de sentarse por sí solo, mirar a su alrededor y manipular juguetes y otros objetos desde su posición estable en el suelo. Con la mejora de su coordinación, su fuerza muscular y su equilibrio, este bebé pronto será capaz de ponerse de pie. Entonces comenzará el proceso de aprender a andar: el tema de nuestro próximo capítulo.

$\mathcal{A}$ndar

A lo largo de su primer año de vida, el bebé desarrolla gradualmente sus habilidades motoras mientras avanza para aprender a ponerse de pie y a andar. Cuando intente dar sus primeros pasos, habrá alcanzado el cénit de la Escalera del Desarrollo Motor. Sí, aprenderá a correr, a montar en bicicleta y a jugar con un balón. Pero todas estas habilidades dependen de la postura vertical.

Este capítulo habla primero de la importancia de andar y describe cómo progresa el niño típico desde sus primeros pasos tentativos hasta la forma de andar fluida característica del andar maduro. Luego describe los patrones del andar que suelen verse en los niños de un año a los que más adelante se les diagnostica autismo o síndrome de Asperger. Por último, te guía para que observes el progreso de tu hijo y lo ayudes a alcanzar este hito motor.

La importancia de andar

Al igual que el gateo, del que hablamos en el capítulo 6, el andar es también importante en sí mismo. Ahora, el bebé no sólo puede moverse a voluntad, sino que además puede hacerlo de una forma que le permite tener las manos libres para coger y examinar juguetes y otros objetos, y jugar con ellos. El espacio que habita se amplía porque el hecho de andar le da acceso a nuevas personas y nuevos objetos de interés. El hecho de andar, puesto que hace que su cabeza permanezca aún más lejos del suelo, da también al bebé una perspectiva distinta. Al no estar ya limitado a ver las cosas desde el nivel del suelo, su visión del mundo cambia considerablemente como resultado de esta nueva habilidad.

Ciertamente, como todas las habilidades motoras de las que hablamos en capítulos anteriores de este libro, el andar se fundamenta en las habilidades previamente adquiridas y posibilita la adquisición de futuras habilidades motoras. Cuando el niño camina independientemente, desarrolla sus músculos, mejora su coordinación y aumenta todavía más su sentido del equilibrio. Al mismo tiempo, su interacción con personas y cosas nuevas estimula todos sus sentidos y ayuda a que su sistema nervioso madure. Tanto el desarrollo físico como neurológico que tiene lugar como consecuencia del hecho de andar es crucial para que el niño adquiera nuevas habilidades motoras (correr, brincar, saltar, lanzar y coger objetos), así como importantes habilidades de lenguaje y percepción.

Entender el proceso normal de andar

Cuando el niño empieza a andar, su forma de andar está compuesta de movimientos entrecortados y breves, con largos intervalos en los que se queda parado entre paso y paso. Solamente mediante la práctica puede alcanzar la forma de andar fluida típica de los adultos.

Aunque la acción a la que llamamos andar parece bastante sencilla, en realidad requiere un alto nivel de organización neurológica e integración de mecanismos sensoriales y motores. En consecuencia, esta habilidad puede ser adquirida únicamente después de que el niño ha pasado meses desarrollando la fuerza muscular, el equilibrio y la coordinación. Además, normalmente, el acto de andar no se domina de un tirón, sino por etapas, y exige muchísima práctica.

Todos estamos familiarizados con la forma de andar adulta, en la que hay un desplazamiento del peso de una pierna a otra relativamente fluida y sin interrupciones. Pero cuando el bebé empieza a andar (normalmente entre los once y los trece meses de edad), su forma de hacerlo es muy distinta. En primer lugar, sus pies apuntan hacia afuera, en lugar de hacia adelante, porque esto le proporciona una base de soporte más amplia y más segura. En segundo lugar, a diferencia del adulto, el bebé todavía no puede integrar el desplazamiento del peso con el movimiento de dar un paso con la pierna. En lugar de eso, estos actos están separados y son distintos el uno del otro. Sólo cuando el bebé establece contacto con el suelo con el pie que da el paso es capaz de desplazar su peso hacia él.

El bebé empieza en una postura de estabilidad en la que está quieto, con ambas piernas paralelas y el peso distribuido uniformemente, (*véase* figura 8.1A). Luego, desplaza lateralmente el peso hacia una pierna, después de lo cual levanta la otra pierna y da un paso hacia adelante, sin moverla directamente delante de él, sino diagonalmente hacia adelante y hacia un lado (*véase* figura 8.1B). Puesto que sólo el muslo se está moviendo activamente, mientras que la parte inferior de la pierna y el pie son llevados pasivamente, el paso es sumamente corto. El pie es apoyado como un todo, con los dedos y el talón tocando el suelo al mismo tiempo (*véase* figura 8.1C). Una vez que el pie está en una posición estable sobre el suelo, el bebé desplaza su peso hacia el pie recién apoyado, despega la otra pierna del suelo (*véase* figura 8.1D) y avanza hacia adelante, hasta una posición paralela a la pierna que dio el primer paso (*véase* figura 8.1E). El movimiento de la segunda pierna se realiza rápidamente, de manera que el bebé pueda recuperar el equilibrio, que en ese momento es precario. El resultado es una forma de andar «bamboleante», con movimientos breves y entrecortados, y con largos intervalos en los que permanece parado entre un paso y el siguiente. Para un mayor equilibrio, la parte superior de los brazos se eleva hasta la altura de sus hombros, paralela al suelo, y los antebrazos se mantienen en posición vertical.

Poco después de que el bebé empieza a andar, comienza a utilizar la parte inferior de la pierna en el proceso, extendiendo esa parte de la pierna después de elevar el muslo (*véase* figura 8.2). Aunque esto hace que el paso sea un poco más largo, el niño todavía coloca el pie plano sobre el suelo, como una unidad. Los brazos bajan hasta la altura de la cintura y ahora los antebrazos están paralelos al suelo, en lugar de estar verticales como lo estaban cuando el bebé empezó a andar. Aproximadamente al mismo tiempo, el bebé deja de apoyarse en una base tan amplia en sus piernas. Ahora coloca la pierna con la que está dando el paso directamente delante de él, en lugar de extenderla diagonalmente hacia adelante y hacia el lado. En algún momento durante esta fase intermedia del andar, el bebé llega a un punto de cambio: cuando da un paso hacia adelante, toca el suelo primero con el talón (*véase* figura 8.3). Aunque este cambio puede parecer trivial, tiene consecuencias de largo alcance. Una vez que el talón del bebé toca el suelo, el pie se mueve como una rueda y el bebé *rueda* su peso hacia su pie mientras el contacto con el suelo se extiende desde el talón hacia los dedos del pie. Cuando el bebé se siente cómodo con esta nueva forma de pisar, empieza a transferir su peso hacia adelante *adelantándose* al movimiento de su pie trasero. Éste es el comienzo de un desplazamiento continuo del peso: la propiedad más distintiva de un paso fluido, maduro.

Figura 8.1
Primera forma de andar del bebé

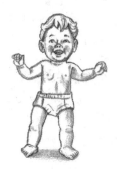

A. El bebé empieza con los pies separados y los brazos levantados para conseguir un mayor equilibrio.

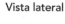

Vista frontal   Vista lateral

B. El bebé mueve su primera pierna hacia adelante y ligeramente hacia un lado.

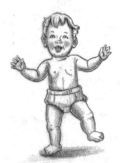

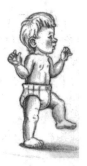

Vista frontal   Vista lateral

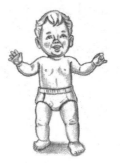
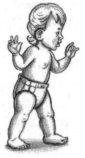

C. Dado que el bebé no extiende la parte inferior de la pierna, cada paso es relativamente pequeño.

Vista frontal   Vista lateral

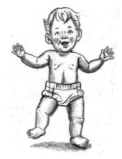
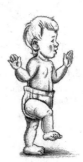

D. Cuando el primer pie está en una posición estable, el bebé mueve su segunda pierna.

Vista frontal   Vista lateral

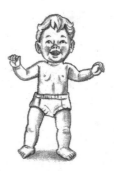
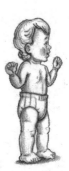

E. Cuando el bebé completa su segundo paso, la segunda pierna está paralela a la primera.

Vista frontal   Vista lateral

Los niños entran en la fase final de la forma madura de andar cuando, justo antes de que el talón toque el suelo, el talón de la parte trasera se eleva, indicando que el peso está siendo desplazado (*véase* figura 8.4). Este pequeño gesto permite al niño usar un movimiento continuo mientras camina, en lugar de hacer una ligera pausa en el centro del paso para desplazar el peso. Una vez que el bebé se siente más equilibrado y seguro, baja los brazos a los lados del torso. Es en ese momento cuando empieza a coordinar los movimientos de sus brazos con los de sus piernas. Cuando da un paso hacia adelante con la pierna derecha, el brazo izquierdo se balancea hacia adelante. Cuando da un paso hacia adelante con la pierna izquierda, el brazo derecho se balancea hacia adelante.

Figura 8.2
Forma de andar del bebé más maduro

A. El bebé empieza con los pies un poco más juntos y los brazos un poco más abajo (aproximadamente a la altura de su cintura).

B. El bebé empieza a mover la primera pierna hacia adelante, levantando la cadera. Su pierna se mueve directamente hacia adelante de él, y no hacia adelante y hacia un lado.

C. Para completar el primer paso, el bebé extiende la parte inferior de la pierna antes de apoyar el pie en el suelo.

D. Dado que la parte inferior de la pierna ahora está siendo utilizada, el paso es un poco más largo.

E. Cuando el bebé recupera el equilibrio, mueve la segunda pierna.

F. Una vez más, el bebé extiende la parte inferior de la pierna antes de apoyar el pie en el suelo.

G. Cuando completa su segundo paso, sus pies están paralelos.

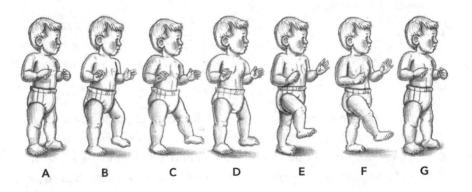

A   B   C   D   E   F   G

Algunos bebés pasan rápidamente por el proceso que acabamos de describir, en cuestión de días. A otros les lleva más tiempo aprender a andar. Y en algunos casos, el progreso se hace a intervalos y se inicia, con los avances de un día contrarrestándose al día siguiente, cuando el bebé regresa a un patrón de movimiento anterior.

Figura 8.3
El pie del bebé apoya primero
el talón en el suelo

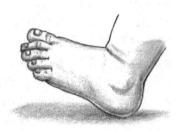

En algún momento, el bebé empieza a apoyar primero el talón en el suelo, en lugar de apoyar todo el pie al mismo tiempo. Este pequeño cambio acerca al niño a una forma de andar fluida, coordinada.

Figura 8.4
Forma madura de andar del bebé

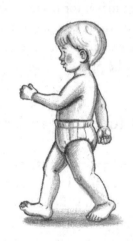

Cuando la forma de andar del bebé madura, su talón posterior se eleva ligeramente antes de que su talón delantero toque el suelo. Sus brazos están más bajos y se mueven en coordinación con sus pasos.

La torpeza física suele estar asociada al síndrome de Asperger. Los niños con Asperger tienden a moverse de una forma extraña y poco coordinada, con un andar que puede parecer rígido o inquieto. Normalmente, estos niños tienen una historia de retrasos en el desarrollo de las habilidades motoras gruesas, como coger una pelota o subirse a los juegos infantiles de los parques, y también en las habilidades motoras finas, como lavarse los dientes, abotonarse la camisa o escribir.

Incluso los niños típicos en ocasiones muestran una asimetría cuando empiezan a andar. Por ejemplo, un niño puede empezar apoyando primero el talón en el suelo con un pie, mientras que continúa moviendo el otro pie como una sola unidad. Un niño puede, también, mover los brazos de forma asimétrica en diversas ocasiones. Pero en un bebé con un desarrollo normal, tanto los retrocesos como las asimetrías se corrigen en cuestión de días, y pronto desarrolla una forma de andar fluida y simétrica.

Si leíste el capítulo anterior, sabes que la maduración del sistema vestibular (el sistema interno de equilibrio del cuerpo) es fundamental para que el bebé pueda sentarse solo. Es fácil entender que este sistema también es importante cuando el niño aprende a mantenerse de pie erguido y a andar. El sistema propioceptivo, que monitoriza el movimiento y ayuda a coordinar la actividad motora, así como el sistema táctil, que permite al bebé sentir el suelo, también son fundamentales (*véase* pág. 76 para más información sobre estos sistemas). Una vez que el bebé domina los actos de ponerse de pie y andar, los componentes individuales de estos actos se fusionan de manera que el andar se vuelve automático, liberando al bebé para que pueda explorar más fácilmente su entorno.

La forma de andar problemática

Ahora estás familiarizado con cómo el bebé típico progresa de una forma de andar vacilante, compuesta de elementos separados, a una forma de andar que integra fluidamente los distintos componentes del andar. Aunque un niño puede empezar a andar a una edad relativamente temprana, mientras que otro puede comenzar a andar un poco más tarde, cuando la mayoría de niños alcanza la edad de dos años, su forma de andar está completamente integrada. Sin embargo, con frecuencia, a los niños a los que más adelante se les diagnostica autismo o síndrome de Asperger tienen problemas al andar. Algunos patrones de una forma de andar atípica incluyen una asimetría persistente, un retraso en la integración de los elementos de la forma de andar madura, o una dificultad relacionada con el sistema vestibular. Otros problemas comunes en los niños autistas o con Asperger no tienen una causa conocida, pero sin embargo son muy reales.

En la página anterior, se ha comentado que cuando están aprendiendo a andar, algunos niños muestran una asimetría durante un breve período de tiempo. En otras palabras, solamente durante unos días, los dos lados del cuerpo del bebé no están funcionando de la misma manera. Sin embargo, algunos niños autistas desarrollan una *asimetría persistente*, una asimetría que se mantiene durante un mes, o más tiempo. Esto puede reconocerse fácilmente cuando un brazo se balancea como debería, moviéndose hacia adelante mientras la pierna opuesta da un paso, mientras que el otro brazo se mantiene en una posición alzada infantil (*véase* figura 8.5). En nuestra investigación hemos descubierto niños autistas que muestran esta asimetría incluso a los once años de edad. Esto apunta, claramente, a una lesión neurológica.

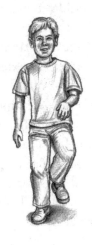

Figura 8.5
Forma de andar persistentemente asimétrica

En esta forma de andar persistentemente asimétrica, el niño lleva un brazo abajo, como en la forma de andar madura, pero mantiene el otro levantado en una posición infantil.

Otros niños autistas muestran una forma de andar primitiva como bebés, sin ser capaces de extender activamente la parte inferior de las piernas. Por lo tanto, pisan apoyando todo el pie en el suelo, en lugar de apoyar primero el talón (*véase* figura 8.6). Como resultado de ello, dan pasos mucho más cortos que un niño normal de la misma edad. Este patrón se ha visto incluso en adolescentes autistas, lo cual muestra cuánto tiempo puede persistir la forma primitiva de andar. Algunos padres nos han comentado que su niño mayor «camina como un bebé».

En los niños con autismo o Asperger, el desplazamiento del peso, que probablemente está controlado por el sistema vestibular, no está integrado con el movimiento de las piernas. Por ejemplo, se vio cómo un niño autista

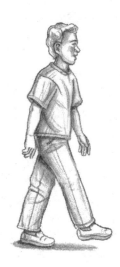

Figura 8.6
Forma de andar primitiva de bebé

En esta forma atípica de andar, el niño camina como un bebé, apoyando todo el pie en el suelo.

de cinco años estaba de pie, erguido, apoyado sobre una pierna y hacía el movimiento de un paso completo para andar con la otra pierna *antes* de empezar a desplazar su peso hacia la pierna con la que estaba dando el paso (*véase* figura 8.7). Puesto que el desplazamiento del peso no estaba integrado con el movimiento de dar un paso, la pierna que daba el paso estaba extendida en el aire antes de que el peso del cuerpo se desplazara hacia ella. Este patrón, que recordaba al paso rígido de un ganso, hacía que uno tuviera la impresión de que el niño se estaba cayendo hacia la pierna totalmente extendida con la que daba el paso. Éste es un ejemplo de un intervalo en la sinergia del movimiento. La *sinergia del movimiento*, de la que hablamos por primera vez en el capítulo 6, es la coordinación armoniosa de los movimientos separados que participan en una actividad. Los intervalos en la sinergia pueden ser extremos, como el patrón del andar que acabamos de describir, o pueden ser la «torpeza» más sutil exhibida cuando un niño, o una niña, tiene problemas para patear un balón de futbol, para correr en una competición de atletismo o para hacer ballet.

Figura 8.7
Desplazamiento inadecuado del peso

A. Cuando empieza a dar un paso, el niño no logra desplazar su peso hacia la pierna delantera.

B. Con todo el peso del cuerpo todavía sobre la pierna trasera del niño, la forma de andar se asemeja al paso rígido de un ganso.

C. Cuando finalmente transfiere su peso hacia adelante, el niño parece caer sobre su pierna extendida.

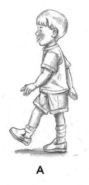 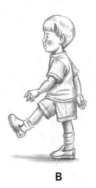 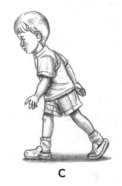

A   B   C

Además de los tres problemas ya mencionados, cada uno de los cuales puede estar ligado a una causa, hay otros dos problemas en el andar que son fenómenos muy conocidos entre los niños con autismo. El primer problema es el *andar de puntillas*, en el cual el niño camina elevado, apoyándose en la parte delantera de los pies. El segundo es *batimiento de las manos*, en el cual el niño agita sus manos a la altura de los hombros a los lados del cuerpo mientras camina. No se conoce ninguna causa para estos comportamientos, pero ambos son más frecuentes en los niños autistas que en los niños con un desarrollo normal.

Qué puedes hacer

Como ya has aprendido, hacia los doce meses de edad la mayoría de los bebés han empezado a dar sus primeros pasos, y a los dos años normalmente ya dominan una forma de andar fluida. Pero esto no ocurre con todos los niños. Si tu niño mayor continúa caminando como un bebé o muestra algún otro de los problemas de comportamiento mencionados en este capítulo, podría ser motivo de preocupación. Por esta razón, es importante que sigas de cerca su progreso y registres tus observaciones.

Observa y lleva un registro

Como explicamos por primera vez en el capítulo 2, ningún aparato tecnológico puede reemplazar a la observación detenida de tu hijo por tu parte. Estás en una posición única para ver cómo se mueve y cambia tu bebé. Sabrás cuando haga sus primeros intentos de andar, y si domina la forma de andar madura que es importante para su desarrollo futuro, y cuándo lo hace.

Mientras observas a tu hijo, lleva un registro de lo que ves, tal como se explica en la pág. 52. Tus registros pueden ser en la forma de un diario o un cuaderno escritos (*véase* cuaderno de observación en la pág. 197), o en la forma de un diario de fotos/videos (lo cual es especialmente útil para analizar la manera de andar). Estos registros te proporcionarán

Nunca empujes a tu hijo a andar. Pero si tu bebé empieza a andar por sí mismo y tiene problemas para dominar esa habilidad, asegúrate de conseguir la ayuda que necesita.

una imagen precisa de lo que está ocurriendo con tu bebé, y también te permitirán ofrecer una información útil al médico de tu hijo y a otros profesionales.

Cuando estés observando los esfuerzos que hace tu bebé para andar, es muy probable que percibas los problemas si te concentras en posiciones y movimientos específicos, tal como se explica a continuación:

- Ten presente que una vez que tu bebé empieza a ponerse de pie erguido y a andar, es posible que tarde varias semanas en integrar los diferentes componentes del andar. Cuando se caiga, fíjate si exhibe el reflejo de paracaídas extendiendo las manos y los brazos para detener la caída (Para una explicación del reflejo de paracaídas, *véase* la pág. 119). Fíjate también si siempre se cae hacia el mismo lado.

- Busca señales de una asimetría persistente, tal como se describía en la página 134. Por ejemplo, ¿tu niño balancea un brazo al andar, mientras que mantiene el otro brazo en una posición elevada?

- Observa si tu niño flexiona las piernas correctamente al andar, o si utiliza una forma de andar en la cual las piernas están rígidas y los pasos son como los de un ganso.

- Fíjate si tu niño ha retenido una forma de andar primitiva: un movimiento apropiado para un bebé más pequeño, pero no para alguien que ya anda desde hace meses. Por ejemplo, ¿todavía apoya todo el pie en el suelo en lugar de apoyar primero el talón?

- Fíjate si tu bebé está andando de puntillas persistentemente: es decir, si se eleva apoyándose en la parte delantera de los pies al andar. Muchos bebés dan sus primeros pasos andando de puntillas, pero este comportamiento debería ser reemplazado pronto por la forma típica de andar.

Ayuda a tu hijo

No creemos que debas empujar a tu niño a andar antes de que él demuestre el deseo de hacerlo. Deja que gatee en el suelo tanto como sea posible, ya que ello ayudará a su desarrollo neurológico y físico, preparándolo para andar. No obstante, si tu bebé ha empezado a andar por sí solo, pero continúa teniendo problemas después de uno o dos meses intentándolo, siempre hay maneras de ayudarle.

- Evita utilizar un andador. Este «atajo» al andar realmente puede retrasar el proceso de aprendizaje.

- Deja que tu niño camine descalzo, tanto en el interior como en el exterior, si es posible. Nuestros pies fueron creados perfectamente para andar, de manera que no hay necesidad de usar zapatos al aprender a andar. Además, el contacto directo de los pies con el suelo estimula las terminaciones nerviosas y el uso de los dedos del pie.

- De ser posible, en lugar de sostener las manos de tu bebé mientras él camina, arrodíllate a su lado y sostenlo agarrándolo por el torso. Esto le dará una sensación de seguridad sin elevar sus manos en el aire de una forma antinatural.

- Crea un espacio en tu casa que permita que tu niño practique andar si hacerse daño si se cae. Todos los bebés se caen muchas veces cuando están aprendiendo a andar. Proporcionándole suelos alfombrados y eliminando los muebles con esquinas puntiagudas, permitirás que tu bebé practique andar sin miedo.

- Para mejorar el sentido del equilibrio de tu hijo, llévalo al parque todos los días, colócalo sobre tu regazo estando sentada en un columpio con un tamaño para adultos y colúmpiate. (Para más información sobre cómo mejorar el desarrollo del sistema vestibular mediante el uso de columpios, *véase* pág. 123).

- Si tu bebé tiene seis meses de edad o más, apúntalo a una clase de natación para bebés. Dado que en las actividades en el agua no es necesario resistir a la gravedad, la terapia puede ayudar a mejorar las habilidades motoras del niño, al tiempo que refuerza la seguridad en sí mismo. *No* enseñes a nadar a tu bebé tú misma. En lugar de eso, encuentra a un instructor profesional que tenga experiencia trabajando con bebés.

Busca ayuda

Si a tu hijo le está costando la tarea de andar y muestra alguno de los patrones atípicos del andar que se detallan en este capítulo, es importante que busques ayuda profesional (incluso si haces caso de los consejos descritos para empezar a hacer frente al problema). Primero debes contactar con el pediatra de tu bebé, quien podría ser capaz de determinar si los problemas de tu niño son causados por una lesión neurológica o por una dificultad fisiológica. Acuérdate de llevar los registros de tus observaciones, para que puedas proporcionarle un informe completo del desarrollo motor de tu bebé. Los registros detallados pueden ser muy útiles para un médico, u otro profesional, que esté interesado en el tema.

Si el médico de tu bebé no responde satisfactoriamente a tus preocupaciones, no dudes en buscar una segunda opinión. El capítulo 9 te ayudará a localizar a un médico o a un terapeuta que pueda evaluar el desarrollo de tu bebé y proporcionar la asistencia que necesita. Un fisioterapeuta que trabaje con niños en el primer año de vida sería una opción excelente.

Un bebé que es capaz de mantener una posición estable de pie y andar de una forma fluida ha llegado a la cumbre de la Escalera del Desarrollo Motor. De ahí en adelante, continuará teniendo muchos logros, pero todos ellos (incluyendo hablar, leer y escribir) serán posibles por su dominio de estas habilidades motoras iniciales. Por este motivo, es tan importante encontrar la ayuda adecuada para el bebé que tiene dificultades por llegar a algún peldaño de la escalera del desarrollo. El próximo capítulo te guiará en tu búsqueda de profesionales que puedan diagnosticar correctamente el problema de tu bebé y proporcionarle la ayuda que necesita.

CAPÍTULO 9

෪

Buscar ayuda

Dado que has llegado a este capítulo, es muy probable que a través de la observación del desarrollo de las habilidades motoras de tu bebé, hayas descubierto que muestra posibles señales de autismo o síndrome de Asperger. A lo largo del libro hemos sugerido varias maneras de ayudar a tu niño a superar los obstáculos mientras va ascendiendo por la Escalera del Desarrollo Motor. Pero es posible que sea necesaria la ayuda profesional. Este capítulo está diseñado para guiarte para que encuentres la mejor asistencia para tu hijo que esté a tu alcance.

Antes de ver las opciones individuales para tu niño, es importante señalar que, aunque se han creado una serie de programas y terapias para ayudar a los niños con autismo, hasta el momento no ha sido posible detectar un autismo potencial en niños menores de dos años. Por lo tanto, es posible que encuentres problemas cuando intentes apuntar a tu bebé, o niño, en un programa. Algunos programas gratuitos del gobierno pueden negarle el acceso a un niño que no ha recibido un diagnóstico definitivo de autismo o Asperger, y algunos médicos no están dispuestos a dar ese tipo de diagnóstico antes de que el niño tenga la edad suficiente como para mostrar problemas de lenguaje y socialización. Además, algunos terapeutas pueden tener dudas respecto a trabajar con un niño tan pequeño.

Recuerda siempre que tú eres el mejor intercesor de tu hijo o hija. Es posible que encuentres obstáculos en el camino, pero con perseverancia puedes encontrar terapias eficaces. Si tienes más recursos económicos, puedes evitar el papeleo y los requerimientos rigurosos que forman parte de ciertos programas gratuitos. Pero incluso si tienes unos recursos considerables, debes ser un consumidor inteligente cuando escojas el tipo de ayuda que va a recibir tu hijo. La Autism Society of America y muchos otras asociaciones (incluidas aquellas formadas por padres dedicados) pueden orientarte para que encuentres las mejores terapias en tu zona y para mantenerte alejado de los programas cuestionables. (*véase* la sección de «Recursos» en la pág. 179). Además, cuando estés considerando cualquier tratamiento, es fundamental que hagas preguntas que te permitan determinar si dicho programa o terapia sería de valor para tu niño (*véase* el recuadro en la pág. 143).

Este capítulo te orienta primero en la búsqueda de un diagnóstico para tu niño. Luego, repasa una serie de programas y terapias potencialmente eficaces.

Contacta con tu pediatra o con un especialista

La consulta normal con un médico no te ofrecerá el tiempo que necesitas para hablar sobre el desarrollo de tu hijo. Pide una cita de consulta que dure por lo menos treinta minutos.

Como dijimos en capítulos anteriores, un buen paso inicial es pedir hora con tu pediatra para que puedas contarle lo que sabes sobre el desarrollo de tu bebé. Recuerda que es fundamental que lleves cualquier registro que tengas de los movimientos de tu niño, ya sean por escrito o en una videocámara. Estos registros darán al médico una imagen más completa del problema de tu niño.

Dado que la típica consulta para diagnosticar un dolor de garganta o de oídos dura aproximadamente diez minutos, y no te dará la oportunidad de hablar lo suficiente sobre el asunto con el pediatra, pide una cita para una consulta que dure al menos treinta minutos. Esto te proporcionará el tiempo adecuado para que puedas expresar tus preocupaciones, para que presentes el registro del desarrollo de tu hijo y para permitir que el médico examine a tu bebé. En preparación para este encuentro, podrías hacer un resumen de tus preocupaciones por escrito. Esto complementará los registros que ya tienes, pues reunirá tus pensamientos, y puede ser un buen medio para poner las cosas en marcha. No debes escribir un largo ensayo, sino los puntos principales que deseas señalar en una forma concisa. Una lista numerada estará bien.

Qué debes preguntarle a quien proporcione un tratamiento para el autismo

Si estás buscando tratamientos para tu niño autista, quizás te preguntes cómo puedes evaluar los diferentes programas y servicios que están a tu alcance. El Instituto Nacional de Salud Mental sugiere que hagas las siguientes preguntas a cada una de las personas que proporcionen un tratamiento.

- ¿Cuánto éxito ha tenido el programa con otros niños?
- ¿Cuántos niños han sido incorporados posteriormente en una escuela normal y cómo se han desempeñado?
- ¿El personal tiene una formación y experiencia trabajando con niños con autismo?
- ¿Cómo se planifican y se organizan las actividades?
- ¿Hay rutinas diarias predecibles?
- ¿Cuánta atención individual recibe cada niño?
- ¿Cómo se mide el progreso? ¿El comportamiento de cada niño es observado detenidamente y registrado por el personal?
- ¿Se da a cada niño tareas y recompensas que los motiven personalmente?
- ¿Está el entorno diseñado para reducir al mínimo las distracciones?
- ¿El programa prepara a los padres para que continúen la terapia en casa?
- ¿Cuáles son los costos, el tiempo dedicado y la ubicación del programa?

Recuerda que no estás pidiendo a tu pediatra que diagnostique el autismo, porque eso está fuera del alcance de la mayoría de médicos de atención primaria. No obstante, entre otras cosas, tu pediatra podría identificar (o descartar) trastornos fisiológicos que podrían estar disfrazados de lesión neurológica. Aunque algunos niños autistas aparentan ser sordos porque desconectan de los sonidos que hay a su alrededor, algunos bebés realmente *tienen* dificultades auditivas. Asimismo, un niño puede tener una mala visión o un problema en el brazo o en el pie que hacen que tenga problemas con algunas habilidades motoras. Aunque un padre o una madre observadores pueden determinar que hay un problema, es necesario un profesional cualificado para administrar las pruebas que pueden identificar la causa precisa del problema. Suele ser un error hacer un diagnóstico (o descartarlo) sin ayuda.

Tanto si tu médico cree que tu niño podría tener autismo, como si es más probable que tenga un problema como una mala visión, debería enviarte a un especialista que pueda realizar la evaluación necesaria. Dependiendo de la valoración del pediatra, podría, por ejemplo, enviarte a ver un experto en neurología, audiología u oftalmología pediátricas. También podría enviarte a un *pediatra conductual y del desarrollo*, experimentado en la evaluación y el tratamiento de niños con retrasos en el desarrollo, minusvalías en el desarrollo y problemas crónicos que puedan afectar al aprendizaje y la conducta del niño.

Sería falso decir que todos los pediatras te van a tomar en serio cuando les comuniques tus preocupaciones sobre el desarrollo motor o el comportamiento de tu niño. Es probable que algunos de ellos sean comprensivos y serviciales. Sin embargo, es posible que muchos pediatras no tengan conocimiento de la relación entre el desarrollo motor, el autismo y el síndrome de Asperger. Es probable que, cuando se enfrente a un bebé que se da la vuelta de una forma atípica, el médico se limite a asegurarte que todo se arreglará con el tiempo. Es verdad que muchos niños, cuando están aprendiendo una habilidad motora por primera vez, pasan por un período de prueba y error durante el cual utilizan formas extrañas para realizar la tarea. Pero si un patrón de movimiento problemático persiste durante unas semanas, y especialmente si aparece en combinación con otros patrones atípicos mencionados en este libro, deberías buscar activamente a un especialista o un programa que proporcione a tu bebé la atención que necesita y merece.

Todo niño pasa por un período de prueba y error cuando está aprendiendo una nueva habilidad motora. Pero si un patrón de movimiento atípico persiste durante varias semanas, es importante encontrar a un profesional o un programa que pueda ayudar a tu hijo o hija.

Encuentra un tratamiento para tu bebé

Si a tu hijo le han diagnosticado autismo o síndrome de Asperger, o si sospechas que tiene uno de esos problemas, puedes estar seguro de que hay muchas terapias que lo pueden ayudar a aprender las habilidades necesarias y a superar una serie de trastornos del desarrollo. Desde servicios gubernamentales gratuitos hasta terapias en la escuela y tratamientos en casa, tendrás ayuda a tu alcance. Con el tratamiento adecuado, así como con tu amor y tu apoyo, tu niño puede aprender, crecer y florecer.

¿Dónde puedes encontrar la ayuda que tu niño necesita?

A lo largo de este capítulo, mencionamos agencias y organizaciones que ofrecen programas para niños autistas, que pueden orientarte hacia esos programas o pueden ponerte en contacto con profesionales que podrían ser de ayuda para tu hijo. Puedes encontrar la información de contacto con estos programas y organizaciones en la sección de «Recursos», que se inicia en la pág. 179.

No pases por alto la ayuda disponible a través de la Autism Society of America (ASA). Tu ASA local puede ayudarte a encontrar profesionales médicos, centros de tratamiento y otros centros en tu zona.

Por último, cuando estés buscando un terapeuta físico cualificado, un terapeuta ocupacional y otro tipo de asistencia médica, trata de contactar con tu hospital infantil local. Además de ponerte en contacto con profesionales de la medicina, a veces estos hospitales ofrecen programas especiales para niños con autismo.

Ahora que conoces los problemas motores de tu niño, actuar a tiempo es crucial. Tanto si tu bebé tiene autismo, como si presenta algún otro tipo de retraso en el desarrollo, lo mejor que puedes hacer es conseguir un tratamiento adecuado inmediatamente. *No esperes para ver si tu bebé «se pone al día», y no esperes a un diagnóstico oficial.* La intervención temprana te dará las mayores posibilidades de mejorar el desarrollo de tu bebé y reducir los síntomas de autismo.

Las siguientes disertaciones te orientarán para que encuentres terapias para niños con autismo y otros trastornos del desarrollo. Primero echaremos un vistazo a los programas que trabajan directamente con niños autistas o que enseñan a los padres a realizar una terapia en casa. Luego examinaremos la opción de juntar terapias individuales reuniendo a un equipo de especialistas. Sólo recuerda que estas dos posibilidades (un programa establecido y unas terapias elegidas individualmente) no son mutuamente exclusivas. Puedes, por ejemplo, apuntar a tu bebé en un programa local para niños autistas y también organizar una terapia física en casa.

Cada niño con un trastorno del espectro autista es único, con sus propios puntos fuertes y puntos débiles. Por ese motivo, no existe una terapia de «talla única» para el autismo. Además, a medida que tu niño vaya creciendo y cambiando, su tratamiento tendrá que ser adaptado a sus necesidades.

Apunta a tu niño en un programa (o apúntate tú)

Hay una variedad de programas disponibles para niños autistas. Algunos de ellos ofrecen cuidados profesionales y terapia en casa, otros ofrecen tratamiento profesional en un centro especial y otros te proporcionan a ti (el padre o la madre) los conocimientos y la formación que necesitas para trabajar con tu hijo.

Programas de análisis conductual aplicado (ACA)

El análisis conductual aplicado, o ACA, se basa en la teoría de que una conducta que es recompensada es más probable que se repita que una conducta que es ignorada. Durante principios de la década de los sesenta, los analistas de la conducta empezaron a trabajar con niños pequeños con autismo y otros trastornos relacionados. Desde entonces, un gran número de técnicas de ACA han sido desarrolladas para desarrollar habilidades y comportamientos útiles, desde habilidades motoras hasta habilidades en la comunicación y leer y escribir. El ACA también se utiliza para eliminar problemas de conducta como girar, agitar los dedos y mecerse.

En un programa del ACA bien diseñado, los niños suelen trabajar de forma individualizada con un profesional cualificado del ACA, entre veinticinco y cuarenta horas por semana. Cuando una tarea se realiza satisfactoriamente, hay una recompensa, lo cual refuerza ese comportamiento en particular. Por ejemplo, si el objetivo del profesional es aumentar el contacto visual, esta conducta podría ser incitada física o verbalmente. Luego se le da al niño una recompensa como, por ejemplo, una golosina. La conducta problemática no es recompensada.

Los críticos del ACA dicen que es demasiado estructurado y que los niños llegan a depender demasiado de las indicaciones. Además, creen que las habilidades que se enseñan en el ACA no son generalizadas para aplicarse a otros aspectos de la vida del niño. No obstante, en los últimos años, los terapeutas conductuales han intentado hacer frente a estas preocupaciones trabajando con los niños en ambientes menos clínicos.

Debido a la gran demanda de análisis conductual aplicado para el autismo, hay una gran cantidad de personas y programas que dicen ofrecer el ACA. Es importante encontrar un programa que esté diseñado y supervisado por un analista conductual cualificado que haya tenido una amplia experiencia realizando tratamientos a niños autistas. (Para otros consejos sobre cómo escoger a la persona que va a realizar el tratamiento, *véase* recuadro de la pág. 143). Ten presente, también, que el ACA actual requiere la participación activa del niño, de manera que actualmente el ACA está diseñado para niños que tienen al menos dos años y medio de edad.

> El análisis conductual aplicado, o ACA, ayuda a los niños autistas a desarrollar habilidades y comportamientos útiles. Sólo asegúrate de que el programa que elijas esté diseñado y supervisado por un analista de la conducta cualificado que haya trabajado extensamente con niños autistas.

Para más información sobre el análisis conductual aplicado, visita la página web del Cambridge Center for Behavioral Studies (*véase* la pág. 181 en la sección de «Recursos»). Además de proporcionar información sobre el ACA y el autismo, esta página web ofrece pautas para escoger a analistas conductuales cualificados.

Los servicios para discapacitados de Easter Seals

En todo Estados Unidos, los programas de Easter Seals ofrecen una gran variedad de servicios para niños con todo tipo de minusvalías, incluyendo el autismo. En la mayoría de los casos, esta asistencia se da gratuitamente a través de programas estatales.

En prácticamente en todos los Estados Unidos, Easter Seals ofrece servicios de intervención temprana para niños pequeños (incluidos los bebés) con autismo. Estos servicios pueden incluir una terapia física, que ayude al bebé a aprender habilidades motoras tempranas, una terapia ocupacional, que permita al niño sostener su propio biberón, una terapia del habla y más. En algunas ocasiones, los tratamientos se realizan en casa y en locales destinados al cuidado de los niños. Además, los Centros de Desarrollo del Niño de Easter Seals ofrecen guarderías para niños de todas las edades y capacidades. Aproximadamente un 25 % de los niños que asisten a estos centros tienen minusvalías como el autismo.

Para más información sobre los servicios que proporciona Easter Seals en tu zona, visita la página web de Easter Seals o ponte en contacto con la organización por teléfono (*véase* pág. 182 en la sección de «Recursos»).

Floortime (Terapia de suelo)

Desarrollado por el doctor Stanley Greenspan, el *Floortime* es una forma de juego terapéutico en la cual un adulto literalmente se sienta junto al niño en el suelo y juntos realizan una actividad que le interesa a este último. Luego, el adulto inicia la comunicación con el niño acerca de dicha actividad, con el objetivo de desarrollar habilidades importantes.

El *Floortime* tiene la característica de ser apropiado incluso para niños muy pequeños. Este método agradable para el niño puede ser utilizado tanto por un terapeuta entrenado como por los padres.

Este método, que es apropiado incluso para niños muy pequeños, puede ser utilizado tanto por un terapeuta entrenado como por los padres del niño. Los críticos del *Floortime* dicen que no se han realizado suficientes estudios que respalden la efectividad de la terapia, pero sus defensores ven el *Floortime* como un método cálido que es capaz de llegar a los niños autistas.

Puedes encontrar información sobre el *Floortime*, incluida una base de datos de terapeutas certificados, en la página web de la *Floortime Foundation* (*véase* pág. 183 de la sección de «Recursos»).

Servicios gubernamentales gratuitos

Según la ley federal de Estados Unidos, llamada la *Individuals with Disabilities Education Act* (IDEA), todos los niños con minusvalías, incluyendo los autistas, pueden utilizar una variedad de servicios gratuitos o de bajo costo. Los niños con necesidades, así como sus familias, pueden recibir evaluaciones médicas, terapia física, terapia del habla, aparatos de tecnología asistencial, servicios psicológicos, terapia y formación para padres, y otros servicios especializados. Ten en cuenta que técnicamente, los niños menores de diez años no necesitan un diagnóstico de autismo para recibir los servicios gratuitos según la ley IDEA. Si están experimentando un problema del desarrollo, pueden acceder a una intervención temprana y a programas educativos especiales.

Los servicios del gobierno para niños autistas se adaptan a la edad del niño. Los bebés, desde recién nacidos hasta la edad de dos años, pueden acceder al Programa de Intervención Temprana. Hay una evaluación gratuita para determinar si tu hijo o hija requiere este servicio. Si se revela un problema en el desarrollo, las personas que realizan el tratamiento de intervención temprana trabajarán contigo para crear un Plan de Servicio Familiar Individualizado (PSFI), el cual explica las necesidades de tu hijo y los servicios que recibirá.

Los niños de tres años o mayores pueden acceder a unos servicios educativos especiales: en otras palabras, programas que se realizan en la escuela. Al igual que el Programa de Intervención Temprana, este programa se adapta a las necesidades de cada niño a través de un Plan de Educación Individualizada (PEI). Los niños autistas suelen ser colocados en grupos pequeños con otros niños con retrasos en su desarrollo, para que puedan recibir una atención y una instrucción especializadas. Dependiendo de sus capacidades, también pueden pasar parte del día en la escuela en el salón de clase normal.

Como dijimos en la página anterior, aunque estos servicios están ostensiblemente al alcance de todos los niños que lo necesiten, *en la práctica* no siempre es posible obtener la ayuda del gobierno. En ocasiones, se niega la ayuda si el niño no ha recibido un diagnóstico oficial de autismo. En otros casos, es posible que los servicios existentes no estén dirigidos a niños menores de dos años. No te sorprendas si encuentras obstáculos cuando presentes tu solicitud para estos programas.

Según la ley *Individuals with Disabilities Education Act*, los servicios gratuitos y de bajo costo están al alcance de todos los niños con minusvalías, incluso bebés. Sin embargo, puedes encontrar obstáculos cuando intentes acceder a la asistencia proporcionada por el gobierno.

Si estás interesado en localizar servicios de intervención temprana para tu hijo o hija, puedes pedirle a tu pediatra una recomendación o puedes contactar con el National Early Childhood Technical Assistance Center (NECTAC) (*véase* pág. 183 de la sección de «Recursos»). Si quieres más información sobre los servicios de educación especial, es posible que la escuela de tu zona pueda ayudarte.

The Institutes for the Achievement of Human Potential

Ubicada en Filadelfia, Pensilvania, The Institutes for the Achievement of Human Potential es una organización educativa sin fines de lucro que fue fundada en 1955 por Glenn Doman, un pionero en el campo del desarrollo cerebral del niño. Esta organización ofrece un amplio programa a los niños con lesión cerebral, incluidos los autistas, que se centra en el crecimiento y el desarrollo neurológico del niño.

¿Qué es la tecnología asistencial?

Al leer sobre los tratamientos y las terapias que existen para niños autistas, es posible que te encuentres con el término *tecnología asistencial*. Este término hace referencia a cualquier equipo o instrumento (puede ser de tecnología punta o no serlo) que pueda ayudar a un niño o un adulto autista a funcionar mejor. Normalmente empleada en terapias físicas, del lenguaje u ocupacionales, la tecnología asistencial puede incluir tarjetas con imágenes, pizarras y álbumes de fotos que incentivan la comunicación no verbal; ordenadores que están controlados mediante una pantalla táctil especial; juegos que mejoran habilidades específicas, o incluso chalecos con peso para dificultar el *stimming* (actividades de autoestimulación como mecerse).

The Institutes tiene la visión de que el autismo no es un diagnóstico, sino una descripción de un síntoma de un niño con una lesión cerebral. Pone el énfasis en la necesidad de determinar qué áreas del cerebro están dañadas, así como en qué medida lo están. Una vez que esto ha sido determinado, esta organización trabaja con los padres para proporcionarles los conocimientos que necesitan para ayudar al niño en su camino hacia el bienestar. Se ofrecen charlas, demostraciones y una formación práctica. Por último, basándose en la naturaleza de la lesión cerebral del niño, se da a los padres un programa de seis meses que deben utilizar con su hijo en casa. Cada seis meses, los padres regresan a The Institutes, donde el niño es reevaluado y se crea un nuevo programa de seis meses. Al utilizar los métodos de The Institutes, los padres pueden entrenar las partes del cerebro del niño que no están dañadas para que realicen el trabajo de las partes dañadas y, de esta manera, pueden ayudar al bebé a aprender a gatear, a caminar y otras habilidades motoras; pueden enseñar al niño sus habilidades del lenguaje, y pueden favorecer un desarrollo neurológico, físico y emocional sano.

Institutes for the Achievement of Human Potential lleva más de medio siglo trabajando con niños con lesiones cerebrales. Una vez que The Institutes determina qué áreas del cerebro están dañadas, proporciona a los padres un programa de seis meses que deben utilizar con su hijo o hija en casa.

Para más información sobre The Institutes for the Achievement of Human Potential visita su página web o ponte en contacto telefónico con la organización (*véase* pág. 183 de la sección de «Recursos»).

Kris' Camp

Kris' Camp es una organización sin fines de lucro creada en 1995 para los niños con autismo y con dificultades similares al autismo. Con campamentos en Arizona, California, y Connecticut, este programa ofrece una terapia multidisciplinaria a través de fisioterapeutas, terapeutas del lenguaje, ocupacionales, del arte y de la música. El lugar también ofrece un ambiente tranquilo y apoyo para los padres y los hermanos de los niños con necesidades especiales. Este programa de una semana de duración está diseñado para adaptarse a las necesidades individuales y para maximizar la independencia y la autoestima.

Para más información sobre Kris' Camp, visita su página web (*véase* pág. 182 de la sección de «Recursos»).

Neurologic Music Therapy Services of Arizona

El Neurologic Music Therapy Services of Arizona (NMTSA) proporciona una terapia musical rehabilitadora para personas con autismo y otras minusvalías neurológicas y del desarrollo. *No* se trata de un programa para escuchar; antes bien, el NMTSA hace que la persona discapacitada participe en la creación de música para tratar la disfunción cognitiva, sensorial y motora a través del ritmo. El NMTSA ofrece terapias en el centro para niños que viven el la zona de Phoenix y proporciona una formación para los padres las familias que viven fuera del estado y desean trabajar con sus hijos en casa. Bebés desde ocho meses de edad se han beneficiado de este programa.

Para más información sobre el NMTSA, visita su página web o contacta telefónicamente (*véase* página 184 de la sección de «Recursos»).

Intervención para el desarrollo de las relaciones

Creada por el doctor Steven Guststein, la Intervención para el desarrollo de las relaciones, o IDR, parece ser una mezcla del ACA y el *Floortime*, y además toma actividades de la terapia de reeducación sensorial. (Para más información sobre la terapia de reeducación sensorial, *véase* pág. 156). A través de talleres y seminarios, se ayuda a los padres a determinar objetivos realistas, alcanzables. Luego, el personal diseña un programa adaptado a las necesidades específicas de la familia y proporciona a los padres una formación individualizada para que puedan trabajar de una forma efectiva con su hijo. Aunque los críticos dicen que no existen estudios sobre esta terapia, sus defensores creen que la IDR es un método claro, sistemático, diseñado para tratar los problemas centrales de los niños con autismo.

Para más información sobre la Intervención para el desarrollo de las relaciones, visita la página web de la IDR o ponte en contacto telefónico con su Centro de Conexiones (*véase* pág. 186 de la sección de «Recursos»).

El Programa Son-Rise

Ofrecido por el Autism Treatment Center of America, el Programa Son-Rise fue creado por Barry y Samahria Kaufman, quienes trabajaron exitosamente con su propio hijo autista, consiguiendo una recuperación total. Diseñado para los padres de niños que se enfrentan al desafío del autismo, el síndrome de Asperger y otras dificultades en el desarrollo, el Programa Son-Rise enseña a los padres a jugar con su hijo o hija de una manera que impulsa el desarrollo emocional, la socialización y la adquisición de habilidades. Se anima a los padres a unirse al niño en sus actividades favoritas, creando así un vínculo respetuoso, de confianza, e interactivo. El programa Start-Up ofrece cinco días de formación en grupo para los padres que desean trabajar para la recuperación de su hijo. Las familias que necesitan una ayuda adicional pueden asistir a programas más intensivos en el que participan tanto el niño como los padres.

El Programa Son-Rise fue creado por Barry y Samahria Kaufman cuando su propio hijo, Raun, fue diagnosticado de autismo severo e incurable. Desde entonces, los Kaufman han enseñado su programa, que se realiza en casa, a otros padres de niños autistas.

Para más información sobre el Programa Son-Rise, visita la página web del Autism Treatment Center of America (*véase* pág. 185 de la sección de «Recursos»).

Crea un equipo de especialistas, terapias y actividades

Muchos padres eligen crear su propio equipo de terapias y actividades cuidadosamente escogidas, orientadas a las necesidades de su hijo. En las páginas siguientes encontrarás una lista de los tratamientos existentes que podrías considerar. Ten presente que la idoneidad de las diversas terapias no sólo depende de los puntos fuertes y débiles del niño, sino también de su edad. Por ejemplo, aunque la terapia física y ocupacional son útiles incluso para un bebé de seis meses (y son el *mejor* medio para ayudar al bebé con pocas habilidades motoras), la medicación no es apropiada hasta que el niño es un poco mayor.

Entrenamiento de reeducación auditiva

Desarrollado por Guy Berard, un médico francés, el entrenamiento de reeducación auditiva (EIA) fue diseñado para ayudar a personas con autismo, dislexia, hiperactividad y una gama de otros trastornos de la conducta y el aprendizaje. Las personas con estos problemas suelen tener una audición que está desorganizada, es asimétrica, hipersensible, o está distorsionada de alguna otra forma. El EIA trata estos problemas mediante el uso de

La llamada reeducación auditiva es un método de estimulación sensorial adecuada para niños autistas. Existen otros tratamientos como el Método Tomatis (*véase* pág. 158) y la terapia musical rehabilitadora (*véase* pág. 151).

programas musicales que son modificados filtrando ciertas frecuencias de sonido. Aunque los críticos señalan la falta de pruebas científicas de la eficacia del EIA, sus defensores citan la prevalencia de la sensibilidad auditiva en las personas con autismo y síndrome de Asperger.

Para más información sobre el EIA y para encontrar profesionales en tu área (en Estados Unidos) visita la página web de Berard AIT (*véase* pág. 183 de la sección de «Recursos»).

Comunicación facilitada

La comunicación facilitada es una estrategia utilizada por personas que no tienen un habla funcional. Un compañero de comunicación, o facilitador, ayuda a la persona discapacitada a usar un mecanismo de comunicación (un tablón de imágenes, un sintetizador del habla o un teclado) a través del contacto físico. Este contacto puede simplemente proporcionar estabilidad a la persona discapacitada cuando ésta está sentada, o puede sostener su mano mientras utiliza el mecanismo de comunicación.

La comunicación facilitada tiene detractores y defensores. Los detractores señalan que los facilitadores pueden influenciar fácilmente a la persona discapacitada y, por lo tanto, controlar su comunicación. Los defensores reconocen que, con el tiempo, algunas personas con autismo han aprendido a comunicarse independientemente, sin ayuda del facilitador.

Para más información sobre la comunicación facilitada, visita la página web del Facilitated Communication Institute of Syracuse University (*véase* pág. 182 de la sección de «Recursos»).

Medicación

Aunque ninguna medicación puede «curar» el autismo, algunos medicamentos han sido utilizados con éxito para tratar problemas relacionados con el autismo, como la hiperactividad, la ansiedad y la agresividad. Con frecuencia, una vez que estos síntomas han sido minimizados, la persona puede concentrarse y aprender con mayor facilidad. Los medicamentos utilizados para tratar los síntomas del autismo incluyen antidepresivos como Prozac, antipsicóticos como Haldol, fármacos para la hiperactividad como Ritalin, y muchos más.

En nuestra opinión, estos medicamentos nunca deberían administrarse a bebés o incluso a niños pequeños. No obstante, más adelante en sus vidas, una medicación apropiada puede ser una parte importante del tratamiento. Cuando tu hijo sea mayor, puedes hablar de esta posibilidad con su médico.

Terapia nutricional

Aunque ésta es un área polémica, muchos padres creen que las intervenciones en la dieta han ayudado a sus hijos autistas. Además, muchos niños autistas tienen problemas gastrointestinales que pueden mejorar con cambios en la dieta o con el uso de suplementos. Por estos motivos, quizás podrías implementar una dieta que elimine el gluten (trigo y otros cereales) y la caseína (lácteos): los dos

> Muchos padres creen que los cambios en la dieta han ayudado a sus hijos autistas. Normalmente, la dieta del niño es modificada mediante la eliminación del gluten (una proteína que se encuentra en el trigo, la cebada, la avena y el centeno) y la caseína (una proteína que se encuentra en los lácteos como la leche y el queso).

principales responsables alimenticios identificados en la guerra contra el autismo. Si tienes un bebé pequeño que grita después de haber sido alimentado con su fórmula habitual, quizás una fórmula predigerida le pueda ayudar.

Si te interesa aprender más sobre la terapia nutricional para el autismo, visita la página web del Autism Network for Dietary Intervention. (*véase* pág. 185 en la sección de «Recursos»). Ahí encontrarás artículos sobre nutrición, respuestas a preguntas frecuentes, una lista de profesionales y practicantes, y un sistema de apoyo para padres. Demás está decir que no deberías hacer ningún cambio nutricional sin consultar con el médico de tu hijo.

Terapia ocupacional

Hace años, un terapeuta ocupacional (TO) podría haber trabajado con un niño autista para ayudarle a desarrollar habilidades como escribir, abrocharse la camisa, atarse los cordones de los zapatos, etc. Pero actualmente los TO que se especializan en autismo no sólo trabajan para desarrollar habilidades prácticas necesarias para la vida cotidiana, sino también habilidades para el juego y habilidades sociales, y en mejorar la reeducación sensorial. A medida que el niño va creciendo, una TO también puede diseñar estrategias para ayudarle a hacer la transición de un ambiente a otro (de casa a la escuela, por ejemplo) y de una fase de la vida a otra.

Aunque la gente suele pensar que los terapeutas ocupacionales trabajan únicamente para desarrollar habilidades prácticas necesarias para la vida cotidiana, los TO también ayudan a mejorar las habilidades sociales, e incluso pueden proporcionar una terapia de reeducación sensorial (*véase* pág. 156).

Si quieres encontrar un terapeuta ocupacional para tu hijo o hija, empieza por pedirle a su pediatra que te recomiende a alguien. Además de ofrecerte el nombre de un TO cualificado, el médico de tu hijo puede proporcionarte una prescripción que permitirá a tu terapeuta pasar las facturas de sus horas al seguro médico. Los hospitales infantiles y clínicos de tu localidad también pueden ponerte en contacto con un TO capacitado.

Fisioterapia

Si tu hijo es muy pequeño, un fisioterapeuta puede ayudarle a aprender habilidades motoras básicas como sentarse independientemente, darse la vuelta, ponerse de pie y andar. A medida que tu niño va creciendo, el terapeuta puede trabajar con habilidades más avanzadas como lanzar, coger y chutar un balón, así como en postura general, equilibrio, coordinación y fuerza. En la mayoría de los casos, el fisioterapeuta no trabajará sólo con tu hijo, sino también contigo, para que podáis continuar la terapia en casa para conseguir una efectividad máxima.

Al igual que los terapeutas ocupacionales, a menudo puedes encontrar un fisioterapeuta a través del pediatra de tu niño o contactando con los hospitales infantiles y clínicos locales. Si estos caminos no te

La fisioterapia es uno de los mejores medios para ayudar a un bebé que tiene pocas habilidades motoras. Además, esta terapia suele estar cubierta por el seguro.

conducen a ningún buen fisioterapeuta, prueba con la American Physical Therapy Association (AMPTA). (Para información de contacto, *véase* pág. 186 de la sección de «Recursos»). Al igual que la terapia ocupacional, la fisioterapia suele estar cubierta por los seguros.

Terapia de reeducación sensorial

La disfunción de la reeducación sensorial (la incapacidad de procesar correctamente las sensaciones) es uno de los sellos del autismo. Como te enteraste en capítulos anteriores, los niños autistas pueden ser excesivamente sensibles a los sonidos, al tacto, a los movimientos y a las imágenes; reaccionar poco a los estímulos sensoriales y, por lo tanto, buscar experiencias sensoriales intensas; tener problemas de coordinación; y mostrar otras señales de esta disfunción. La terapia de reeducación sensorial enseña al sistema nervioso a procesar los estímulos de una forma normal, mejorando así la concentración, el equilibrio físico, las habilidades motoras y el control de los impulsos. Aunque los críticos dicen que la efectividad de la reeducación sensorial no está respaldada por estudios, sus defensores señalan que muchas personas con autismo tienen dificultades para procesar la información sensorial.

La terapia de reeducación sensorial suele ser realizada por un fisioterapeuta o un terapeuta ocupacional, y suele estar cubierta por el seguro (*véase* comentarios anteriores sobre cómo encontrar a estos profesionales).

Terapia del habla y del lenguaje

Cuando tu niño tenga la edad suficiente para aprender a hablar, busca a un terapeuta del habla para mejorar sus habilidades verbales y del lenguaje. Un terapeuta también puede mejorar la comunicación no verbal y las habilidades sociales. En otras palabras, además de aprender a decir «buenas noches», tu hijo podría aprender cuándo, cómo y a quién debería decir esto, y también podría trabajar con las estrategias de conversación. Esta terapia es apropiada cuando el niño llega a los dos años de edad, aproximadamente.

Las escuelas y los profesionales de la intervención temprana suelen proporcionar una terapia del habla y del lenguaje gratuitamente. Si deseas encontrar un terapeuta del habla cualificado por tu cuenta, puedes pedir referencias al médico de tu hijo, contactar con el hospital infantil o clínico de tu localidad, o ponerte en contacto con la American Speech-Language-Hearing Association (ASHA) (*véase* página 186 de la sección de «Recursos»).

Terapia de natación

Dado que no hay ninguna necesidad de resistirse a la gravedad durante las actividades en el agua, la terapia de natación puede ayudar a mejorar las habilidades motoras del niño, al tiempo que aumenta su segu-

No intentes enseñar a tu bebé a nadar tú solo. Antes, encuentra a un instructor con experiencia trabajando con bebés. Tu YMCA local es un sitio estupendo para iniciar la búsqueda.

ridad en sí mismo. Actualmente no existen clases de natación orientadas especialmente a los niños autistas. No obstante, hay clases de natación para bebés que trabajan con bebés de seis meses de edad y mayores. *No* enseñes a nadar a tu bebé tú solo. En lugar de eso, encuentra un instructor profesional que tenga experiencia trabajando con bebés. Un buen punto de partida podrían ser las clases que ofrece Swim America o tu YMCA local (*véase* pág. 187 de la sección de «Recursos»).

El método Tomatis

Desarrollado por el médico francés Alfred A. Tomatis, esta terapia auditiva se basa en la conexión entre el oído, la voz y el cerebro. Al estimular el sistema auditivo con sonidos de diferentes frecuencias, se dice que el método Tomatis reduce la hipersensibilidad al sonido, mejora las habilidades del lenguaje, incrementa las habilidades sociales, mejora el contacto visual y tiene como resultado un comportamiento menos agresivo en los niños con autismo. Aunque no se han realizado estudios que respalden el uso de este método, la evidencia anecdótica muestra que es un medio eficaz para reducir los síntomas del autismo.

Si te interesa explorar esta terapia, puedes ponerte en contacto con el Spectrum Center o con Integrated Listening Systems (ILS). El Spectrum Center ofrece una aplicación terapéutica de los programas de estimulación sensorial, y su piedra angular es el método Tomatis. Aunque el ILS no proporciona la terapia del método Tomatis directamente a los niños con autismo, su página web ofrece una lista de profesionales de ILS (para información de contacto, *véase* pág. 184 de la sección de «Recursos»).

Una vez iniciado el tratamiento, recuerda siempre que la implicación de los padres es necesaria para el éxito. Puedes optimizar el éxito de tu hijo trabajando con las personas de tu equipo de tratamiento y continuando en casa siempre que sea posible.

Tu vida cambiará

Ciertamente, nunca es fácil ser madre o padre, y criar a un hijo con necesidades especiales presenta incluso mayores desafíos. Independientemente del tipo de tratamiento que encuentres para tu niño, necesitarás dedicar tiempo y energía a cuidar de él, y tu vida cambiará cuando trabajes con él y te impliques en su cuidado y en su desarrollo. Aunque te esperan grandes victorias y logros, es posible que haya días en las que te sientas desanimado y abrumado. Por este motivo es tan importante que cuides de ti.

Afortunadamente, hay muchos sitios a los que puedes acudir en busca de consejos, soporte activo y apoyo. Incluso puedes encontrar asistencia temporal: el cuidado temporal de tu hijo para que tú puedas tomarte un descanso. En Estados Unidos, la Autism Society of America puede ayudarte a encontrar grupos de apoyo para padres en tu zona y también ofrece una gran cantidad de información útil y consejos. El Respite Locator Service puede guiarte hasta la asistencia temporal de tu localidad adaptada a tus necesidades (para más información sobre estos grupos, *véase* la sección de «Recursos»).

Si crees que la ansiedad o la depresión están empezando a interferir con tu capacidad de funcionar, también puedes considerar una terapia psicológica individual, de pareja o familiar. La terapia puede darte la oportunidad de hablar con sinceridad sobre tus problemas y expresar cómo te sientes. La terapia de pareja y familiar pueden ayudarte a ti y a otros miembros de tu familia a hacer frente a los desafíos de una vida con un niño autista.

También hay ayuda disponible para tu bebé autista, para ti y para el resto de tu familia. Es posible que tardes un poco en encontrar el programa o la combinación de terapias que funcionen mejor para tu hijo, pero si se realizan las terapias correctas lo antes posible en la vida del niño, se pueden hacer grandes progresos.

Conclusión

Este libro es el resultado de dos décadas de trabajo y esfuerzo. Durante la mayor parte de ese tiempo, como investigadores, hemos intentado compartir nuestros hallazgos en publicaciones académicas revisadas por nuestros colegas. A pesar de que, ciertamente, nuestros artículos han llegado a un segmento de la comunidad científica, creemos que es hora de escribir para un público más amplio. Aunque en estas páginas hemos intentado abarcar todos los aspectos del autismo, nuestra investigación siempre ha estado centrada en la detección temprana del autismo y el síndrome de Asperger. Sabemos que, en muchos aspectos, nuestro trabajo es radicalmente distinto al de otros investigadores en este campo. En lugar de basarnos en los déficits en el lenguaje y en la socialización para identificar el autismo, nosotros nos basamos en los movimientos físicos del bebé, los cuales pueden indicar la existencia de un problema mucho antes de que el niño adquiera el lenguaje y empiece a participar en actividades sociales.

Creemos que este libro es un primer paso importante hacia la prevención o la reducción de los devastadores efectos del autismo y el Asperger. Nuestro objetivo es proporcionarte a ti, padre o madre, las herramientas necesarias para convertir tu «intuición» sobre tu niño (la sensación de que algo está mal) en conocimiento y en acción positiva. No te sorprendas si encuentras escepticismo por parte de los médicos y otros profesionales cuando expreses tus preocupaciones sobre el desarrollo motor de tu hijo o hija. Hace falta tiempo para que un enfoque nuevo sea comprendido y aceptado por completo. Recuerda que tú eres el defensor más importante de tu hijo. Al aprender lo máximo posible y compartir esos conocimientos con otros padres, con organizaciones para autistas y con profesionales implicados en el cuidado de los bebés, puedes tener un efecto profundo no sólo en la vida de tu propio hijo, sino también en las vidas de niños de todo el mundo.

Probablemente eres consciente de que actualmente hay aluvión de información sobre el autismo, sus causas y su tratamiento. Con este aluvión se ha causado una serie de controversias. Por ejemplo, durante los últimos años, la incidencia del autismo entre los niños ha aumentado enormemente. Aunque algunos creen que esta afección se ha vuelto más común, otros atribuyen el incremento de casos a una definición más amplia de autismo que incluye más comportamientos y, por lo tanto, a más niños. La verdad es que si tu niño tiene autismo, no deben importarte las estadísticas o las controversias que lo rodean. Lo único que te importa es ayudar a tu hijo.

Uno de los muchos temas en debate es el papel de las vacunas en el desarrollo del autismo. Algunos padres todavía atribuyen nuevos casos de esta dolencia al timerosal, un conservante que contiene mercurio y que se utilizó durante mucho tiempo en las vacunas infantiles. El hecho es que el timerosal ya no se encuentra en ninguna vacuna utilizada en niños menores de siete años. No obstante, algunos padres piensan que existe un peligro en las vacunas combinadas como la vacuna para sarampión-paperas-rubéola (SPR) que suele administrarse cuando el bebé tiene aproximadamente dieciocho meses de edad. Si te preocupan los efectos potencialmente dañinos de las vacunas, pero aun así deseas proporcionar a tu niño protección contra las enfermedades, te sugerimos un enfoque de sentido común. Pide a tu pediatra que le administre las tres vacunas por separado, en lugar de una vacuna combinada, e insiste en que las espacie y que las empiece a aplicar un poco más adelante en la vida de tu hijo. Si tu bebé comienza a recibir vacunas a los dos años de edad, y si los componentes individuales son administrados en intervalos espaciados de al menos uno o dos meses, su organismo estará más maduro y será más capaz de manejar las inyecciones, y recibirá la protección que necesita sin tener que soportar un fuerte bombardeo de vacunas.

Quizás el tema más controvertido en el campo del autismo sea el del tratamiento. Mientras que una persona habla de la gran efectividad de una determinada terapia, otra condena la misma terapia, diciendo que es inútil. Puesto que nuestro trabajo siempre ha estado centrado en la detección, nuestras recomendaciones de tratamientos que aparecen en este libro se basan en los profesionales del autismo con los que hemos compartido nuestra investigación. Por desgracia, no hay ninguna solución mágica que ayude a todos los niños con autismo. Como defensor de tu hijo, y como la persona que probablemente conoce mejor sus fortalezas y sus debilidades, tienes que examinar y probar varios tratamientos para poder encontrar la terapia (o las terapias) que más lo ayude.

Como científicos y como padres, también hemos considerado si el material presentado en este libro dará lugar a una falsa preocupación entre los padres de niños pequeños. Ciertamente, nuestra intención no es asustar a los padres. Creemos que ya es hora de hacer públicos nuestros hallazgos y nos sentimos seguros de que, a medida que vayan apareciendo datos adicionales, la conexión entre los problemas del desarrollo motor y el autismo quedará establecida de una forma más contundente. Por otro lado, ¿estamos dando a los padres falsas esperanzas acerca del valor de una intervención temprana? Toda la evidencia indica que cuanto antes se produzca la intervención, más efectiva será. En el tema de las falsas esperanzas, creemos que las esperanzas nunca son falsas.

Entendemos que, como cualquier nuevo enfoque, nuestro trabajo no estará libre de controversias. De hecho, esperamos con ilusión el debate. Deseamos que nuestra investigación y las discusiones que despierte conduzcan a otros adelantos y descubrimientos. Ahora que la puerta está abierta, queremos saber de ti mientras trabajamos juntos hacia un futuro mejor para tu hijo. Te pedimos que nos cuentes tus experiencias llenando el formulario de la pág. 211 y enviándolo a la dirección proporcionada.

Glosario de términos

Todas las palabras que aparecen en cursiva están definidas dentro del glosario.

ACA. *véase análisis conductual aplicado.*

aceleración linear: Movimiento a lo largo de una línea, como el que tiene lugar cuando un ascensor desciende debajo de tu cuerpo.

agitar las manos: Patrón de movimiento, característico de algunos niños autistas, en el cual el niño agita las manos a la altura de sus hombros a los lados de su cuerpo mientras camina.

Análisis conductual aplicado (ACA): Método de refuerzo positivo utilizado para dar forma a una conducta apropiada y favorecer el aprendizaje en personas con *autismo* y otros trastornos en el desarrollo.

andar de puntillas: Forma de andar atípica, característica de algunos niños autistas, en la cual el niño camina elevándose sobre la parte delantera de sus pies.

arrastre: Tipo de locomoción del bebé, utilizado en ocasiones antes del desarrollo del *gateo contralateral*, en el cual el estómago del bebé toca el suelo mientras él avanza con sus brazos, arrastrando las piernas.

asimetría: Estado en el cual un lado del cuerpo muestra posturas o movimientos que son significativamente distintos a los del otro lado. *Véase también asimetría persistente.*

asimetría persistente: Asimetría del movimiento o la postura que se mantiene durante un mes o más. Ver también *asimetría.*

autismo: Dolencia que puede aparecer al nacer o muy pronto en la infancia y se caracteriza por trastornos del movimiento, problemas con la interacción social, el lenguaje, la comunicación no verbal y el aprendizaje, un comportamiento repetitivo y el deseo de tener una rutina. En algunos casos, también pueden aparecer habilidades mentales extraordinarias.

boca de Moebius: Forma de boca en la que hay un labio inferior muy plano y un labio superior elevado, casi triangular. Esta dolencia está causada por unos nervios craneales dañados.

canales semicirculares: Estructuras en el oído interno que están diseñadas para detectar movimiento en un solo plano.

células del sistema nervioso: *Véase neuronas.*

cerebelo: Parte del cerebro que utiliza la información proveniente de los sentidos para ajustar la actividad motora.

cerebro: Parte más grande y evolutivamente más avanzada del encéfalo, responsable de todos los movimientos voluntarios. El cerebro está compuesto por el *lóbulo frontal, lóbulo occipital* y *lóbulo temporal.*

comunicación facilitada: Técnica que usa un aparato (como un teclado) y un facilitador (un compañero de comunicación) para permitir que una persona sin un habla funcional se comunique.

cuerpo calloso: Grueso puente de fibras nerviosas que permite que los hemisferios del cerebro trabajen juntos.

darse la vuelta: Proceso mediante el cual el bebé se da la vuelta independientemente, pasando de estar acostado boca arriba a estar boca abajo.

ecolalia: Repetición inmediata e involuntaria de una palabra o una frase pronunciada por otra persona.

educación especial: Enseñanza que es modificada para los alumnos con necesidades especiales como, por ejemplo, discapacidades físicas o en el desarrollo.

EIA: *Véase Entrenamiento de reeducación auditiva.*

endolinfa: Fluido que llena los *canales semicirculares* del *sistema vestibular*, ayudando al cuerpo a detectar el movimiento.

entrenamiento de reeducación auditiva (EIA): Terapia auditiva, creada por Guy Berard, que trata a las personas con *autismo* con programas musicales diseñados especialmente para ellas. El EIA busca «reentrenar» el oído para que oiga de una forma más equilibrada.

Escalera del Desarrollo Motor: Proceso de conseguir la *independencia motora* en el primer año de vida a través de las *etapas del desarrollo motor*, cada una de las cuales se desarrolla en base a la anterior.

Eshkol-Wachman Movement Notation (EWMN): Lenguaje del movimiento publicado en 1958 por Noa Eshkol y Avraham Wachman. El EWMN permite el análisis objetivo del movimiento.

etapa del desarrollo motor: Peldaño en la *Escalera del Desarrollo Motor* en la que el niño aprende una nueva habilidad motora, como *darse la vuelta*, gatear, sentarse o andar.

fisioterapia: Forma de tratamiento que utiliza la manipulación, el ejercicio, el frío, el calor y otros agentes físicos para facilitar una función física normal.

Floortime: Terapia para el *autismo*, desarrollada por Stanley Greenspan, en la cual el niño y un terapeuta se colocan en el suelo y realizan un juego de imitación cuya finalidad es ayudar al niño a dominar hitos del desarrollo.

forma de andar primitiva: Patrón del andar que es apropiado para un bebé, pero se observa en un niño mayor que debería estar usando una forma de andar más madura.

gateo: *Véase gateo contralateral, gateo de caída, gateo de gusano, gateo sentado.*

gateo asimétrico: Forma de gateo atípica en la cual las acciones de un lado del cuerpo no son idénticas a las del otro lado, lo cual da al gateo del bebé una cualidad de ladeado.

gateo contralateral: Forma típica de gateo que normalmente se da entre los seis y los ocho meses de edad. El bebé se sostiene sobre sus rodillas y sus manos, con el estómago separado del suelo, y se mueve «dando un paso» hacia adelante primero con un brazo y luego con la rodilla opuesta. Este mismo patrón se repite luego con el otro brazo y la otra rodilla. Esta forma de movimiento, que es un auténtico gateo, a veces se denomina gateo cruzado.

gateo cruzado: *Véase gateo contralateral.*

gateo de caída: Forma atípica de gateo en la cual el bebé inicia el patrón de *gateo contralateral,* pero desplaza su peso hacia el segundo brazo antes de mover el brazo para que lo acepte y, por lo tanto, se cae.

gateo de gusano: Forma de locomoción del bebé que a veces es utilizada antes del *gateo contralateral,* en la cual el bebé eleva el estómago separándolo del suelo, como en el gateo verdadero, pero se impulsa con los brazos, arrastrando las piernas.

gateo de trasero elevado: Forma atípica de gateo en la cual el bebé se inclina hacia adelante apoyado en sus brazos, como si fuera a gatear, pero en lugar de dar un paso hacia adelante con sus manos y sus rodillas, se queda «atascado» con el trasero elevado en el aire y la cabeza en el suelo.

gateo sentado: Forma atípica de gateo en la cual el bebé adopta una posición en la que permanece sentado con las rodillas hacia afuera y luego intenta llevar su cuerpo hacia adelante con los brazos mientras sus piernas se mantienen flexionadas debajo de él.

habilidades motoras: Actos intencionados. Las habilidades motoras gruesas comprenden movimientos más amplios de los brazos, las piernas y los pies, como aquellos que son necesarios para gatear, andar y correr. Las habilidades motoras finas comprenden movimientos musculares más pequeños, como los necesarios para escribir y coser.

habilidades motoras finas: *Véase habilidades motoras.*

habilidades motoras gruesas: *Véase habilidades motoras.*

IDEA: *Véase Individuals with Disabilities Education Act.*

Idoctor: *Véase Intervención para el desarrollo de las relaciones.*

independencia motora: Capacidad de andar en ayuda de los demás.

Individuals with Disabilities Education Act (IDEA): Ley federal de Estados Unidos (originalmente llamada *Education for All Handicapped Children Act*) que garantiza servicios como la *intervención temprana* y la *educación especial* para niños con discapacidades.

intervalo en la sinergia del movimiento: Período de inactividad en la sincronización de los diversos movimientos implicados en una actividad.

intervención para el desarrollo de las relaciones (IDR): Tipo de terapia (que combina elementos del *Análisis conductual aplicado*, el *Floortime* y otros tratamientos) diseñado para ayudar a los niños con *autismo.*

intervención temprana: Ofrecimiento de servicios para niños en edad escolar o menores que tienen una discapacidad.

lóbulo frontal: Parte del *cerebro* implicada en el razonamiento, la planificación, la organización, la resolución de problemas, las respuestas emocionales, el lenguaje expresivo, la actividad motora y la inhibición de actos impulsivos y reflexivos.

lóbulo occipital: Parte del *cerebro* que procesa la información visual y ayuda al reconocimiento de formas y colores.

lóbulo parietal: Parte del *cerebro* que participa en la atención visual, la percepción por el tacto, la manipulación de objetos, el movimiento voluntario dirigido hacia un objetivo y la integración de los sentidos.

lóbulo temporal: Parte del *cerebro* que es responsable de procesar la información auditiva.

«madre nevera»: Término de argot acuñado por Leo Kanner y popularizado por Bruno Bettelheim, utilizado en el pasado para describir a las madres de niños autistas. Desde entonces, la teoría de que el *autismo* de un niño es causado por la falta de calidez emocional de la madre ha sido desacreditada.

médula espinal: Grueso cordón de tejido que se extiende, desde el cerebro, a través de las vértebras de la columna vertebral, transmitiendo señales entre el cuerpo y el cerebro.

método Tomatis: Desarrollado por el médico francés Alfred A. Tomatis, tratamiento que utiliza estímulos auditivos especializados de diferentes frecuencias para mejorar las habilidades del lenguaje, reducir la hipersensibilidad al sonido, mejorar las habilidades sociales y reducir los síntomas del autismo de otras maneras.

nervios periféricos: Nervios que van desde la *médula espinal* y el *tronco encefálico* hasta otras partes del cuerpo.

neurólogo: Médico que se especializa en problemas médicos asociados al sistema nervioso, específicamente, del cerebro y la *médula espinal.*

neuronas: Células especiales que componen el cerebro, la *médula espinal* y los *nervios periféricos.* Las neuronas también son denominadas células nerviosas.

nistagmo posrotatorio: Movimiento involuntario de los ojos que se activa cuando se hace girar a la persona. Los ojos se mueven repetidamente primero con lentitud por toda la amplitud de movimiento y luego se reposicionan rápidamente en la posición inicial.

pediatra conductual y del desarrollo: Médico que está entrenado en la evaluación y el tratamiento de niños con retrasos en el desarrollo, con discapacidades en el desarrollo y con dolencias crónicas que afectan al aprendizaje o la conducta.

posición del gato sentado: Posición en la que las piernas del bebé están flexionadas (dobladas) debajo de él, sus brazos están estirados y sus manos apoyadas en el suelo, sosteniendo su pecho. Su cuello está extendido, levantando la cabeza hacia adelante en una posición vertical.

prueba de inclinación Teitelbaum: Técnica que ayuda a determinar si un niño es autista inclinando su cuerpo en un ángulo de 45 grados y observando si su cabeza se mantiene vertical o se inclina junto con su cuerpo. La cabeza del niño que no es autista se mantiene vertical durante al menos unos segundos, incluso cuando su cuerpo está inclinado.

reflejo: Patrón de movimiento fijo que ocurre automáticamente en respuesta a un estímulo específico.

reflejo de acercamiento: *Reflejo* que hace que la persona aumente el contacto con un estímulo. Un ejemplo es el *reflejo de agarre*, que hace que el bebé agarre un objeto que es colocado en la palma abierta de su mano.

reflejo de agarre: *Reflejo* del bebé que se activa cuando un dedo u otro objeto es colocado en la palma abierta de su mano. En respuesta, el bebé agarra el objeto, apretando con más fuerza todavía si uno tira del objeto alejándolo de él.

reflejo de andar: *Reflejo* del bebé que se activa cuando éste es sostenido por debajo de sus brazos, permitiendo que sus pies toquen una superficie plana. En respuesta, el bebé mueve los pies como si fuera a andar.

reflejo de Babinski: *Reflejo* del bebé que se activa cuando un dedo u otro objeto roza la planta del pie del bebé hacia arriba desde el talón, pasando por la parte anterior.

reflejo de búsqueda: *Reflejo* del bebé que se activa cuando alguien toca el área alrededor de la boca. En respuesta, el bebé gira la cabeza hacia el estímulo, abre la boca y busca el estímulo.

reflejo de evitación: *Reflejo* que hace que la persona disminuya el contacto con un estímulo. Un ejemplo es el reflejo de parpadeo, que hace que el bebé cierre los ojos cuando una luz potente es colocada delante de él.

reflejo de Galant: *Reflejo* del bebé que se activa cuando éste es colocado boca abajo o sostenido por debajo de su abdomen y luego es acariciado suavemente en un lado de la columna vertebral, desde el cuello hasta la parte inferior de su espalda. En respuesta, la espalda se arquea hacia un lado, alejándose del estímulo.

reflejo de Moro: *Reflejo* del bebé que se activa cuando éste se sobresalta por un ruido fuerte, o cuando su cabeza cae hacia atrás o cambia rápidamente de posición. En respuesta, el bebé primero abre simétricamente los brazos y las piernas ampliamente, y extiende el cuello. Luego cruza los brazos delante de su cuerpo, como en un movimiento de querer asir algo. Este reflejo también se llama reflejo de sobresalto.

reflejo de paracaídas: *Reflejo* del bebé que hace que cuando está cayendo extienda los brazos hacia adelante, protegiendo la cabeza y el pecho.

reflejo de parpadeo: *Reflejo* del bebé que se activa cuando una luz potente se coloca delante de sus ojos.

reflejo de sobresalto: *Reflejo de Moro.*

reflejo de succión: *Reflejo* del bebé que se activa cuando alguien coloca el dedo o el pezón en la boca de éste. En respuesta, el bebé succiona el dedo o el pezón con fuerza y rítmicamente, y traga en coordinación con la succión.

reflejo no inhibido: *Reflejo* que se supone que debería desaparecer en un determinado momento en el desarrollo del bebé, pero no desaparece y, por lo tanto, afecta a la adquisición de habilidades motoras con el niño.

reflejos aliados: *Reflejos* que funcionan juntos para alcanzar un determinado objetivo, como los reflejos aliados de búsqueda y de succión que combinados permiten al bebé obtener alimentación.

reflejos aliados aprendidos: *Reflejos* aprendidos que funcionan juntos para alcanzar un determinado objetivo.

reflejos del bebé: *Véase reflejos neonatales.*

reflejos neonatales: *Reflejos* que se desarrollan durante la vida uterina y que son evidentes al nacer el bebé. Estas respuestas también se denominan reflejos primitivos.

reflejos primitivos: *Véase reflejos neonatales.*

reflejo tónico asimétrico del cuello (RTAC): *Reflejo* del bebé que se activa cuando la cabeza del bebé se gira hacia un lado o el otro mientras está acostado boca arriba. En respuesta, el brazo y la pierna que están en el lado hacia el cual la cabeza está girándose se extiende o se estira, mientras que las extremidades opuestas se doblan en una pose que ha sido comparada a la de un esgrimista. También se denomina respuesta del esgrimista.

reflejo tónico simétrico del cuello (RTSC): *Reflejo* del bebé que se activa ya sea por la extensión (estiramiento) o la flexión (inclinación) de la cabeza del bebé. Cuando la cabeza es extendida hacia atrás, el resultado es que los brazos se estiran y las piernas se flexionan. Cuando la cabeza es inclinada hacia adelante, ello hace que los brazos de flexionen y las piernas se estiren.

respuesta del esgrimista: *Véase reflejo tónico asimétrico del cuello.*

RTAC: *Véase reflejo tónico asimétrico del cuello.*

RTSC: *Véase reflejo tónico simétrico del cuello.*

sáculo: Un saco membranoso, ubicado en el *sistema vestibular,* que detecta el movimiento hacia arriba y hacia abajo.

simetría: Cuando se describen las habilidades motoras, el estado en el cual los dos lados del cuerpo están igualmente activos y desarrollados, reflejando uno los patrones de movimiento del otro. *Véase* también *simetría bilateral.*

simetría bilateral: Compuesta por dos mitades que son como imágenes reflejadas en un espejo.

sinapsis: Enlace entre *neuronas* en el que un impulso nervioso es transmitido de una neurona a otra.

síndrome de Asperger: Forma de *autismo* tipificada por un CI mayor y un desarrollo normal del lenguaje. Las personas con síndrome de Asperger parecen tener una menor capacidad de reconocer y responder apropiadamente a las señales sociales, y pueden tener un área de interés especializada de la que hablan obsesivamente.

síndrome de Rett: Trastorno en el cual, inicialmente, el niño se desarrolla con normalidad, pero luego empieza a experimentar una pérdida del uso intencionado de sus manos, movimientos distintivos de la mano, un crecimiento ralentizado del cerebro y la cabeza, una pérdida del habla y la incapacidad de realizar funciones motoras.

sinergia del movimiento: Coordinación de varios movimientos incluidos en un patrón de movimiento.

sistema nervioso: Red de células especializadas que transmiten información a, y desde, todas las partes del cuerpo para regular y coordinar la actividad corporal. Este sistema incluye al cerebro, la *médula espinal* y los *nervios periféricos.*

sistema nervioso central: Parte del *sistema nervioso* compuesta por el cerebro y la *médula espinal.*

sistema propioceptivo: Sistema de *feedback* que está compuesto de nervios que monitorizan los cambios internos en el cuerpo producidos por el movimiento. Este sistema transmite información que es utilizada por el cuerpo para coordinar la actividad motora.

sistema táctil: Sistema de *feedback* que está formado por nervios debajo de la piel y que proporciona información al cerebro acerca del roce, la presión, la temperatura y el dolor. En su forma más básica, este sistema permite una sensación de contacto con el suelo.

sistema vestibular: Sistema de *feedback* sensorial, ubicado en el oído interno, que detecta el movimiento y cambia en la posición de la cabeza. Mientras el cuerpo se mueve, este sistema le permite mantener el equilibrio, la posición y la orientación vertical en el espacio.

stimming: Término que hace referencia a la «autoestimulación». Este término se utiliza para describir un movimiento repetitivo que autoestimula a uno de los sentidos, o más de uno. Los tipos de *stimming* utilizados por los niños autistas pueden incluir *agitar las manos,* hacer girar el cuerpo, mecer el cuerpo, hacer girar juguetes u otros objetos, y una variedad de otras actividades repetitivas.

tronco encefálico: Extensión más inferior del cerebro que es responsable de las funciones neurológicas involuntarias necesarias para la supervivencia, como la respiración, el latido cardíaco y la presión sanguínea. El tronco encefálico forma un puente entre el *cerebro* y la *médula espinal.*

TEA: *Véase trastornos del espectro autista.*

tecnología asistencial: Cualquier equipo o artículo, ya sea de tecnología simple o de tecnología punta, que puede ayudar a una persona discapacitada a funcionar mejor. Esta tecnología puede incluir tarjetas con imágenes que promuevan la comunicación no verbal, ordenadores controlados por una pantalla táctil especial y una serie de otros aparatos.

terapia de columpio: Uso de un columpio para hacer madurar el *sistema vestibular* del niño y, así, mejorar su equilibrio y otros aspectos del comportamiento motor y cognitivo.

terapia de reeducación sensorial: Forma de tratamiento, desarrollada originalmente por Jean Ayres, que enseña al sistema nervioso a interpretar correctamente la información sensorial y responder de una forma adecuada. Normalmente realizada por un fisioterapeuta o un terapeuta ocupacional, esta terapia está diseñada para mejorar la concentración, el equilibrio físico, las *habilidades motoras* y el control de los impulsos.

terapia del habla y del lenguaje: Forma de terapia utilizada para mejorar las habilidades verbales y, en algunos casos, para mejorar la comunicación no verbal y también las habilidades sociales.

terapia nutricional: Terapia que incluye cambios en la dieta y/o el uso de suplementos que ayudan a aliviar los síntomas de una enfermedad.

terapia ocupacional: Forma de tratamiento que utiliza actividades de la vida real para ayudar a los pacientes a superar o reducir las discapacidades físicas, y a desarrollar *habilidades motoras* que ayudan en la vida cotidiana.

TGD-NE: *Véase trastorno generalizado del desarrollo – no especificado.*

trastorno generalizado del desarrollo – no especificado (TGD-NE): Trastorno en el cual la persona tiene muchos de los síntomas, aunque no todos, del *autismo*, pero experimenta formas relativamente leves de estos síntomas en comparación con los de una persona autista.

timerosal: Conservante con base de mercurio que solía utilizarse de forma rutinaria en las vacunas para bebés. Aunque muchas personas han culpado al uso de timerosal por el desarrollo del autismo, este conservante ya no se incluye en las vacunas para bebés.

trastorno desintegrativo infantil: Desorden poco común en el cual el niño se desarrolla normalmente hasta los dieciocho a veinticuatro meses, y luego tiene una pérdida severa de habilidades sociales y de comunicación.

trastornos del espectro autista (TEA): Término paraguas que incluye una serie de trastornos, incluidos el *autismo*, el *síndrome de asperger*, el *trastorno desintegrativo infantil*, el *síndrome de Rett* y el *trastorno generalizado del desarrollo – no especificado.*

trípode: Posición del bebé en la cual el niño se estabiliza, mientras está sentado en el suelo, apoyando las manos en el suelo delante de él. Esto le permite sentarse derecho antes de haber adquirido el equilibrio necesario para hacerlo sin la ayuda de las manos o de otras personas.

utrículo: Saco membranoso, ubicado en el *sistema vestibular*, que detecta el movimiento hacia los lados.

vuelta de puente: Forma atípica de *darse la vuelta* en la cual el bebé, acostado boca arriba, arquea la espalda hacia arriba, manteniendo el contacto con el suelo únicamente con los talones y la cabeza. Luego se da la vuelta como una sola unidad y queda boca abajo.

vuelta-U: Forma atípica de darse la vuelta, en la cual el bebé es capaz de caer de lado, pero luego no puede continuar. Para terminar la vuelta, levanta las piernas y la cabeza del suelo, creando la forma de una «U», desde la cual cae sobre su estómago.

Recursos

A lo largo de este libro, te has enterado de la existencia de organizaciones, programas y terapias que pueden proporcionarte información sobre el autismo y sus tratamientos, ofrecerte apoyo emocional y práctico, o ayudar directamente a tu hijo. El listado que aparece a continuación te permitirá ponerte en contacto con los recursos mencionados en este libro, así como otras páginas web y grupos útiles. Por favor, utiliza esta lista como un punto de partida. Sin duda, aparecerá nueva información, nuevas organizaciones y/o terapias cuando los padres y los profesionales trabajen juntos para el beneficio de los niños autistas en todas partes.

Información general y apoyo

Autism Research Institute
Página web: www.autism.com

El Autism Research Institute (ARI), una organización sin fines de lucro establecida en 1967, se dedica a investigar y transmitir información sobre los desencadenantes, el diagnóstico y el tratamiento del autismo. El banco de datos del ARI contiene 40.000 historiales detallados de niños autistas.

Autism Society of America
7910 Woodmont Avenue, Suite 300
Bethesda, MD 20814
Teléfono: 301-657-0881
Página web: www.autism-society.org

Fundada en 1965, la Autism Society of America (ASA) es la organización más antigua y más grande de origen popular en la comunidad del autismo. Visita la página web de la ASA para saber más sobre el autismo y para acceder a Autism Source, un directorio online de subsidiarias de la ASA, profesionales, recursos gubernamentales, centros de diagnóstico y servicios.

Autism Speaks
2 Park Avenue, 11th Floor
Nueva York, NY 10016
Teléfono: 212-252-8584
Página web: www.autismspeaks.org

Fundado en 2005, Autism Speaks está dedicado a financiar la investigación biomédica para hallar las causas del autismo, para su prevención, su tratamiento y su cura. El grupo también intenta despertar la conciencia del autismo entre el público y unir a la comunidad autista. La página web de Autism Speaks proporciona amplia información sobre el autismo, así como links de recursos valiosos. Su Glosario de Videos, que incluye más de cien videos, está diseñado para resaltar las diferencias entre el desarrollo típico y el desarrollo con retraso, para que el autismo pueda ser identificado lo antes posible en la vida del niño.

First Signs, Inc.
PO Box 358
Merimac, MA 01860
Teléfono: 978-346-4380
Página web: www.firstsigns.org

First Signs, una organización estadounidense sin fines de lucro fundada en 1998, está dedicada a educar a los padres y a los profesionales pediátricos acerca de las primeras señales de advertencia del autismo. La página web de First Signs proporciona información sobre diagnóstico y tratamiento, intervención temprana, especialistas y varios, así como links de una gama de recursos.

Helpguide
Página web: www.helpguide.org

Creada en 1999, Helpguide ofrece más de 170 artículos no comerciales para personas necesitadas. Haz clic en «*autism*» para información sobre señales y síntomas, diagnóstico, y el espectro autista, así como consejos para escoger tratamientos y encontrar apoyo.

The National Institute of Mental Health
Science Writing, Press, and Dissemination Branch
6001 Executive Boulevard, Room 8184, MSC 9663
Bethesda, MD 20892
Teléfono: 866-615-6464
Página web: www.nimh.nih.gov

The National Institute of Mental Health (NIMH) es la organización científica más grande del mundo dedicada al conocimiento, el tratamiento y la prevención de trastornos mentales. La página web del NIMH ofrece amplia información sobre las señales y los síntomas del autismo, tratamientos y servicios.

The National Respite Locator Service
Página web: www.respitelocator.org

Proporcionado por el ARCH National Respite Network, el Respite Locator fue diseñado para ayudar a los padres y otros cuidadores a encontrar servicios de asistencia –cuidados temporales para sus hijos– en su localidad.

Programas y terapias

Análisis conductual aplicado

The Cambridge Center for Behavioral Studies
336 Baker Avenue
Concord, MA 01742
Teléfono: 978-369-2227
Página web: www.cambridge.org

The Cambridge Center for Behavioral Studies (CCBS), una organización caritativa sin fines de lucro, fue creado para avanzar en la comprensión de la conducta y su aplicación humanitaria a problemas prácticos. La página web del CCBS proporciona información sobre las causas y el tratamiento del autismo mediante el uso del análisis conductual aplicado.

Campamentos

Kris' Camp
3359 Creek Road
Salt Lake City, UT 84121
Teléfono: 801-733-0721
Página web: www.kriscamp.org

A través de campamentos en Arizona, California, y Connecticut, Kris'Camp ofree un programa de una semana de duración para niños con autismo y problemas similares al autismo. Fisioterapeutas, terapeutas del habla, ocupacionales, del arte y la música, proporcionan un enfoque multidisciplinario, con programas adaptados a las necesidades individuales. Para encontrar respuestas a preguntas frecuentes, formularios de inscripción y otra información útil, visita la página web.

Programas comunitarios

Easter Seals
230 West Monroe Street, Suite 1800
Chicago, IL 60606
Teléfono: 800-221-6827
Página web: www.easterseals.com
Fundada en 1919, Easter Seals ofrece ayuda a niños y adultos con autismo y otras discapacidades. Los servicios incluyen terapias especiales de intervención temprana para niños autistas, así como Centros de Desarrollo del Niño que proporcionan guarderías. Para encontrar servicios en tu zona, visita la página web de Easter Seals y haz clic en «Find Easter Seals Near You».

Comunicación facilitada

Facilitated Communication Institute
School of Education
Syracuse University
370 Huntington Hall
Syracuse, NY 13244
Teléfono: 315-443-9657

Página web: http://thefci.syr.edu/Index.html

La comunicación facilitada es un medio por el cual una persona sin habla funcional puede comunicarse a través del uso de un teclado u otro aparato, y con la ayuda de un facilitador. El Facilitated Communication Institute ofrece formación para facilitadores y, a través de su página web, proporciona links de organizaciones importantes y material educativo.

Floortime

The Floortime Foundation
4938 Hampden Lane, Suite 229
Bethesda, MD 20814
Página web: www.floortime.org

El *Floortime* es una forma de juego terapéutico en el cual un adulto interactúa con un niño en una actividad que interesa al niño, y luego desarrolla la comunicación y otras habilidades durante la actividad compartida. La página web de la Floortime Foundation proporciona información sobre esta popular terapia, así como una base de datos que te guía hasta los profesionales locales del Floortime.

Programas gubernamentales

The National Early Childhood Technical Assistance Center
Campus Box 8040, UNC-CH
Chapel Hill, NC 27599-8040
Teléfono: 919-962-2001
Página web: www.nectac.org

NECTAC apoya la implementación de sección de primera infancia de la ley *Individuals with Disabilities Education Act* (IDEA). Visita la página web y haz clic en «*Map Finder*» para localizar programas en Estados Unidos.

Programas de terapia auditiva y música

Auditory Integration Training
Berard AIT Website
Página web: www.berardaitwebsite.com

Desarrollado por Guy Berard, un médico francés, el entrenamiento de reeducación auditiva (EIA) fue diseñado para ayudar a las personas con autismo y otros trastornos de la conducta y el aprendizaje. El EIA trata específicamente los problemas relacionados con la audición mediante el uso de programas musicales que son modificados mediante el filtrado de ciertas frecuencias de sonido. Visita la página web para saber más sobre el EIA, que se ofrece en un programa que se lleva a cabo en el centro.

Integrated Listening Systems
5655 S. Yosemite Street, Suite 303
Greenwood Village, CO 80111
Teléfono: 303-741-4544
Página web: www.integratedlistening.com

Integrated Listening Systems (ILS) produce equipos de terapia auditiva basados en el método Tomatis. Aunque ILS no proporciona terapias directamente a niños con autismo, su página web ofrece una lista de practicantes entrenados en el uso de ILS, así como amplia información sobre la terapia.

Neurologic Music Therapy Services of Arizona
2702 North 3rd Street, Suite 1000
Phoenix, AZ 85004
Teléfono: 602-840-6410
Página web: www.nmtsa.org

Neurologic Music Therapy Services of Arizona (NMTSA) proporciona una terapia musical rehabilitadora para personas con autismo y otras discapacidades del desarrollo, haciéndolas participar en la creación de música. Los padres pueden llevar a sus hijos a programas en el NMTSA, o pueden aprender a trabajar con sus hijos en casa.

The Spectrum Center
307 East 53rd Street
Nueva York, NY 10022
Teléfono: 877-4AUTKID
Página web: www.spectrumcentermethod.com

Con su principal centro de tratamiento en Nueva York, The Spectrum Center ofrece un entrenamiento auditivo basado en el método Tomatis, en combinación con técnicas de reeducación sensorial. Hay equipos disponibles para familias que viven fuera del estado y que desean realizar el tratamiento en casa.

Terapia nutricional

Autism Network for Dietary Intervention
Página web: www.autismndi.com

Muchos padres creen que los cambios en la dieta pueden reducir o eliminar los problemas relacionados con el autismo. La Autism Network for Dietary Intervention (ANDI) ayuda a las familias a escoger y mantener una dieta adecuada. Para encontrar una lista de practicantes, artículos de periódicos sobre nutrición y autismo, respuestas a preguntas frecuentes, un sistema de apoyo para padres y más cosas, visita la página web de ANDI.

Programas de formación para padres

The Institutes for the Achievement of Human Potential
8801 Stenton Avenue
Wyndmoor, PA 19038
Teléfono: (215) 233-2050
Página web: www.iahp.org

Con más de cincuenta años de experiencia trabajando con niños con lesión cerebral, The Institutes trabaja con los padres para proporcionarles los conocimientos que necesitan para ayudar a sus hijos a llegar al bienestar. Existe una variedad de cursos y libros disponibles, incluyendo un programa individualizado para cada niño.

Son-Rise Program
Autism Treatment Center of America
2080 S. Undermountain Road
Sheffield, MA 01257
Teléfono: 413-229-2100
Página web: www.autistictreatmentcenter.org

Fundado por Barry y Samahria Kaufman, quienes ayudaron con éxito a su propio hijo autista a recuperarse completamente, el programa Son-Rise del Autism Treatment Center of America enseña a los padres a jugar con sus hijos de una manera que fomenta el crecimiento emocional, la socialización y la adquisición de habilidades. El programa Start-Up ofrece cinco días de formación para los padres. También hay otros programas disponibles.

Fisioterapia

American Physical Therapy Association
111 North Fairfax Street
Alexandria, VA 22314-1488
Teléfono: 800-999-2782
Página web: www.apta.org

Los fisioterapeutas pueden ayudar al niño autista a aprender las habilidades motoras básicas y también las más avanzadas, desde ponerse de pie y andar, hasta lanzar y coger un balón. Los fisioterapeutas también ayudan a mejorar la postura, el equilibrio, la coordinación y la fuerza. Visita la página web de la American Physical Therapy Association (APTA) y haz clic en *«Find a PT»* para ver una base de datos actualizada de fisioterapeutas miembros.

Intervención para el desarrollo de las relaciones

Connections Center
4120 Bellaire Boulevard
Houston, TX 77025
Teléfono: 866-378-6405
Página web: www.rdiconnect.com

Creada por el doctor Steven Gutstein, la intervención para el desarrollo de las relaciones (IDR) combina varios tipos de tratamientos distintos, incluyendo el análisis conductual aplicado, el *Floortime* y la terapia de reeducación sensorial. Los padres reciben una formación que les permite utilizar en casa un programa adaptado a su hijo. La página web de la IDR explica el programa, responde a preguntas frecuentes, proporciona un tablón de mensajes para los padres, y otras cosas.

Terapia del habla y del lenguaje

American Speech-Language-Hearing Association (ASHA)
10801 Rockville Pike
Rockville, MD 20852
Teléfono: 800-638-8255
Página web: www.asha.org

Los terapeutas del habla y del lenguaje pueden mejorar las habilidades de comunicación verbal y no verbal del niño, e incluso pueden mejorar sus habilidades sociales. Visita la página web de la *American Speech-Language-Hearing Association* (ASHA) para saber más sobre el desarrollo y los problemas del habla. Para localizar a un audiólogo o a un patólogo del habla y el lenguaje cualificados, haz clic en «*Find a Professional*».

Terapia de natación

SwimAmerica
Teléfono: 800-356-2722
Página web: www.swimamerica.org

SwimAmerica tiene en funcionamiento cientos de programas profesionales para aprender a nadar en todo Estados Unidos, incluyendo programas diseñados para bebés de entre seis y nueve meses de edad. Para ver si hay clases en tu localidad, visita la página web y haz clic en «*SwimAmerica Locations*».

YMCA of the USA
101 North Wacker Drive
Chicago, IL 60606
Teléfono: 800-872-9622
Página web: www.ymca.net

El YMCA, o Y, es un grupo mundial no sectario. La mayoría de Y tienen piscinas y ofrecen lecciones para todas las edades, incluyendo niños de dieciocho meses de edad e incluso menores. Para ubicar a un Y en tu zona, visita la página web de la organización y haz clic en «*Find Your YMCA*».

Lecturas recomendadas

Los siguientes libros y artículos pueden ayudar a expandir tus conocimientos sobre el autismo y su tratamiento. La mayoría de los libros que hemos incluido son adecuados tanto para padres como para profesionales del autismo, y algunos son especialmente útiles para los padres que desean una guía sencilla pero instructiva sobre el cerebro y el sistema nervioso. Los artículos que aparecen al final de esta sección son más técnicos. Aunque muchos padres los encontrarán interesantes e informativos, ten presente que han sido escritos por profesionales.

Libros

Asimov, Isaac. *How Did We Find Out About the Brain?* Nueva York, Walker and Company, 1987.

Aunque escrito para niños, este libro es un gran recurso para los adultos que desean hallar una explicación sencilla del funcionamiento del cerebro y el sistema nervioso.

Doman, Glenn. *Qué hacer por su hijo con lesión cerebral.* Madrid: Editorial Edaf, 2010. (*What to Do About Your Brain-Injured Child.* Garden City Park, NY: Square One Publishers, 2005).

Escrita por el fundador de los Institutes for the Achievement of Human Potential, esta guía para padres ofrece un programa para realizar en casa, diseñado para tratar a niños con autismo y otros trastornos neurológicos.

Doman, Glenn y Janet Doman. *Cómo multiplicar la inteligencia de su bebé*. Madrid, Editorial Edaf, 1986. (*How Smart Is Your Baby?* Garden City Park, NY: Square One Publishers, 2006).

Cómo multiplicar la inteligencia de su bebé es un programa para realizar en casa, a través del cual los padres pueden ayudar a sus bebés a alcanzar todo su potencial.

Goddard, Sally. *A Teacher's Window Into the Child's Mind*. Eugene, OR, Fern Ridge Press, 1996.

Escrito por una investigadora del Institute of Neuro-Physiological Psychology en Chester, Inglaterra, *A Teacher's Window* explica que cuando los reflejos primitivos del niño se desvían, ello puede afectar a su desarrollo motor y cognitivo más adelante. Se ofrecen métodos de enseñanza eficaces.

Grandin, Temple. *Emergence: Labeled Autistic*. Clayton, Victoria, Australia: Warner Books, 1996.

Éste es el relato inspirador de Temple Grandin sobre cómo aprendió a hacer frente al autismo. Se incluyen sus puntos de vista únicos sobre este trastorno.

—: *Pensar con imágenes: mi vida con el autismo*. Barcelona, Alba Editorial, 2006. (*Thinking in Pictures: And Other Reports From My Life With Autism*. Nueva York, Vintage Books, 1994).

Este fascinante libro ilustra la mente autista de Grandin, explicando que funciona en imágenes en lugar de hacerlo en palabras, permitió convertirse en una autoridad mundial en el diseño de equipos para la cría de ganado.

Iversen, Portia. *Strange Son*. Nueva York, Riverhead Books, 2006.

Strange Son cuenta el periplo de Iversen para comprender y encontrar tratamiento para su hijo, Dov, que fue diagnosticado en autismo a la edad de dos años. Se incluye su trabajo con Soma, una madre de la India que desarrolló un método único para comunicarse con su propio hijo autista, quien, al igual que Dov, no tenía lenguaje.

Jepson, Bryan. *Changing the Course of Autism*. Boulder, CO, Sentient Publications, 2007.

Changing the Course of Autism proporciona una disertación actualizada sobre las posibles causas de este trastorno, con especial énfasis en los sistemas fisiológicos implicados.

Kalina, Sigmund. *Your Nerves and Their Messages*. Nueva York, William Morrow, 1973.

Aunque pensado para los niños, éste es un libro excelente para cualquier adulto que desee hallar una explicación fácil de entender el sistema nervioso.

Kaufman, Barry Neil. *Son Rise: The Miracle Continues*. Tiburon, CA, HJ Kramer, 1995.

Un libro de 1976 actualizado, *Son Rise: The Miracle Continues* nos cuenta la increíble historia de Barry y Samahria Kaufman, quienes, avanzando contracorriente, desarrollaron una forma de entrar en el mundo de su hijo y sacarlo del autismo. Esto se convirtió en la base del Programa Son-Rise.

O'Dell, Nancy E y Patricia Cook. *Stopping ADHD*. Nueva York, Avery, 2004.

Este libro examina las causas subyacentes del TDA/TDAH, explicando que cuando el reflejo implicado en el gateo se desvía, afecta más adelante al desarrollo motor y cognitivo. En el libro se incluye el revolucionario programa de ejercicios de gateo de las autoras, el cual puede ayudar al niño a concentrarse y a funcionar con normalidad.

Prince-Hughes, Dawn. *Songs of the Gorilla Nation: My Journey Through Autism*. Nueva York, Harmony Books, 2004.

Las memorias de Prince-Hughes primero exploran sus devastadoras experiencias de la infancia, consecuencia de un síndrome de Asperger no diagnosticado. Luego muestra cómo el contacto con los animales (en su caso, los gorilas) puede tener un efecto sanador.

Sollier, Pierre. *Listening for Wellness: An Introduction to the Tomatis Method.* The Mozart Center Press, 2005.
Fácil de leer para padres y profesores por igual, *Listening for Wellness* revela la base del método Tomatis de terapia auditiva y explica cómo evaluar a los niños y diseñar planes de tratamiento adecuados.

Tubbs, Janet. *Creative Therapy for Children with Autism, ADD, and Asperger's.* Garden City Park, NY, Square One Publishers, 2008.
El resultado de décadas trabajando con niños con problemas de conducta, *Creative Therapy* presenta ejercicios y actividades diseñados para reducir la hiperactividad, aumentar la concentración y ayudar de otras maneras a los niños con autismo y trastornos relacionados.

Artículos en publicaciones

Teitelbaum, Osnat, *et al.* «Eshkol-Wachman Movement Notation in Diagnosis: The Early Detection of Asperger's Syndrome». *Proceedings of the National Academy of Sciences of the United States* (agosto 2004): vol. 101, 11909-11914.
www.pubmedcentral.nih.gov/articlerender.fcgi?artid=511073
Este artículo presenta evidencias de que los patrones de movimiento anormales hallados en la infancia hacen posible un diagnóstico temprano del síndrome de Asperger.

Teitelbaum, Philip, *et al.* «Movement Analysis in Infancy May Be Useful for Early Diagnosis of Autism». *Proceedings of the National Academy of Sciences of the United States* (noviembre 1998): vol. 95, 13982-13987.
www.pnas.org/cgi/content/full/95/23/3982
Este artículo describe nuestro estudio inicial y detalla nuestros hallazgos sobre la conexión entre los problemas motores tempranos y el desarrollo del autismo.

Referencias

Autismo

Aitken, K. «Diagnostic Issues in Autism – Are We Measuring the Emperor for Another Suit of Clothes?». *Developmental Medicine and Child Neurology* (1991): vol. 33, 1015-1020.

Asperger, H. «Autistic Psychopathy in Childhood». En *Autism and Asperger Syndrome*, editado por Uta Frith. Cambridge, Inglaterra: Cambridge University Press, 1991.

Centers for Disease Control and Prevention. «Prevalence of Autism Spectrum Disorders». *Morbidity and Mortality Weekly Report* (9 de febrero, 2007): 56 (SS01), 12-28.

Damasio, AR y RG Maurer. «A Neurological Model for Childhood Autism». *Archives of Neurology* (1978): vol. 35, 777-786.

Diagnostic and Statistical Manual of Mental Disorders, 4.ª ed, Arlington, VA, American Psychiatric Publishing, 2000.

Filipek, PA, *et al.* «The Screening and Diagnosis of Autistic Spectrum Disorders». *Journal of Autism and Developmental Disorders* (1999): vol. 29, 439-484.

Gillberg, C y I Winnergard. «Childhood Psychosis in a Case of Moebius Syndrome». *Neuropediatrics* (1984): vol. 15, 147-149.

Goldblatt, D y D Williams. «'I an Sniling!' Moebius' Syndrome Inside and Out». *Journal of Child Neurology* (1986): vol. 1, 71-78.

Jepson, Bryan. *Changing the Course of Autism*. Boulder, CO, Sentient Publications, 2007.

Kanner, Leo. «Autistic Disturbances of Affective Contact». *Nervous Child 2* (1943): 217-250.

Miller, MT, *et al.* «The Puzzle of Autism: An Ophthalmologic Contribution». *Transactions of the American Ophthalmological Society* (1998): vol. XCVI, 36-387.

Purdon, Martin, J, *et al.* «The Negative Symptoms of Basal Gangliar Disease». *Lancet* (14 de julio, 1962): 62-66.

Tratamientos para el autismo

Lovaas, OI. «Beharioral Treatment and Normal Education and Intellectual Functioning in Young Autistic Children». *Journal of Consulting and Clinical Psychology* (1987): vol. 55, 3-9.

«New Study Shows Autism-Related Developmental 'Red Flags' Identifiable at Age Two in Children with Autism Spectrum Disorders». www.blackwellpublishing.com.

Reflejos infantiles

Fiorentino, Mary R. *Normal and Abnormal Development: The Influence of Primitive Reflexes on Motor Development*. Springfield, IL, Charles C. Thomas, 1976.

Goddard, Sally. *A Teacher's Window Into the Child's Mind.* Eugene, OR, Fern Ridge Press, 1996.

O'Dell, Nancy E. y Patricia Cook. *Stopping ADHD.* Nueva York, Avery, 2004.

Paine, RS, *et al.* «Evolution of Postural Reflexes in Normal Infants and in the Presence of Chronic Brain Syndromes». *Neurology* (1964): vol. 14, 1036-1048.

Peiper, Albrecht. *Cerebral Function in Infancy and Childhood.* Nueva York, Consultants Bureau, 1963.

Desarrollo del bebé y del niño

Ayres, A. Jean. *Sensory Integration and Learning Disorders.* Los Ángeles, Western Psychological Services, 1973.

Cermak, SA, EJ Quintero y PMCohen. «Developmental Age Trends in Crossing the Body Midline in Normal Children». *The American Journal of Occupational Therapy* (mayo, 1980): vol. 34, 313-319.

Doman, Glenn. *What to Do About Your Brain-Injured Child.* Garden City Park, NY, Square One Publishers, 2005.

Doman, Glenn y Janet Doman. *How Smart Is Your Baby?* Garden City Park, NY, Square One Publishers, 2006.

McGraw, Myrtle, B. *The Neuromuscular Maturation of the Human Infant.* Cambridge, Inglaterra, Cambridge University Press, 1991.

Notación y análisis del movimiento

Eshkol, Noa y Abraham Wachman. *Movement Notation.* Londres, Weidenfeld and Nicolson, 1958.

Eshkol, Noa y John Harries. *EWMN, Part I.* Holon, Israel: The Movement Notation Society, 2001.

–: *EWMN, Part II.* Holon, Israel: The Movement Notation Society, 2004.

Fay, T. «The Origin of Human Movement». *American Journal of Psychiatry* (1955): vol. 111, 644-652.

Cuaderno de observación

A lo largo de este libro, hemos enfatizado la importancia de registrar el desarrollo motor de tu bebé, ya sea sobre el papel o en la forma de un video. Si has elegido registrar un parte del progreso de tu hijo, o todo, sobre el papel, este Cuaderno de observación será muy práctico. Para cada mes del primer año de tu hijo, encontrarás espacio para anotar su progreso por la Escalera del Desarrollo Motor. Cuando utilices este cuaderno, recuerda que, aunque es importante anotar hitos como darse la vuelta, sentarse y andar, es igualmente importante describir *cómo* está alcanzando tu hijo estos hitos. Si se está dando la vuelta, ¿lo está haciendo de la forma típica comentada en las pág. 88-90, o está utilizando una forma atípica que podría estar indicando la existencia de un problema? Asimismo, es bueno que apuntes cómo está gateando, sentándose y caminando. Asegúrate siempre de observar si sus movimientos son simétricos o asimétricos, y haz también anotaciones sobre sus reflejos.

Cuando estés observando a tu bebé, ten presente que los bebés no siguen un calendario rígido en lo que respecta a su desarrollo motor. Por ejemplo, algunos niños empiezan a andar antes que otros, y empezar a andar antes no es mejor que hacerlo un poco más tarde. Lo realmente importante es cómo camina tu hijo. Ten en cuenta también que muchos niños exhiben brevemente una forma de movimiento atípica cuando están intentando dominar una habilidad motora. Es posible que aprendan a gatear hacia atrás antes de hacerlo hacia adelante. Es posible que primero muevan los brazos asimétricamente al andar y que sólo dominen los movimientos adecuados de los brazos después de mucha práctica. Deberías preocuparte únicamente si el movimiento inusual se vuelve persistente y dura un mes o más.

MES 1

Observaciones

MES 2

Observaciones

MES 3

Observaciones

_____
_____
_____
_____
_____
_____
_____
_____
_____
_____
_____
_____
_____
_____
_____
_____
_____
_____
_____
_____
_____
_____
_____
_____
_____
_____
_____
_____
_____
_____
_____
_____
_____
_____

MES 4

Observaciones

_____
_____
_____
_____
_____
_____
_____
_____
_____
_____
_____
_____
_____
_____
_____
_____
_____
_____
_____
_____
_____
_____
_____
_____
_____
_____
_____
_____
_____
_____
_____
_____
_____

MES 5

Observaciones

_____
_____
_____
_____
_____
_____
_____
_____
_____
_____
_____
_____
_____
_____
_____
_____
_____
_____
_____
_____
_____
_____
_____
_____
_____
_____

MES 6

Observaciones

_____
_____
_____
_____
_____
_____
_____
_____
_____
_____
_____
_____
_____
_____
_____
_____
_____
_____
_____
_____
_____
_____
_____
_____
_____
_____
_____
_____
_____
_____

MES 7

Observaciones

_____
_____
_____
_____
_____
_____
_____
_____
_____
_____
_____
_____
_____
_____
_____
_____
_____
_____
_____
_____
_____
_____
_____
_____
_____
_____
_____
_____
_____

MES 8

Observaciones

_____
_____
_____
_____
_____
_____
_____
_____
_____
_____
_____
_____
_____
_____
_____
_____
_____
_____
_____
_____
_____
_____
_____
_____
_____
_____
_____
_____
_____
_____
_____
_____

MES 9

Observaciones

_____
_____
_____
_____
_____
_____
_____
_____
_____
_____
_____
_____
_____
_____
_____
_____
_____
_____
_____
_____
_____
_____
_____
_____
_____
_____
_____
_____

MES 10

Observaciones

_____
_____
_____
_____
_____
_____
_____
_____
_____
_____
_____
_____
_____
_____
_____
_____
_____
_____
_____
_____
_____
_____
_____
_____
_____
_____
_____
_____
_____
_____
_____

MES 11

Observaciones

_____
_____
_____
_____
_____
_____
_____
_____
_____
_____
_____
_____
_____
_____
_____
_____
_____
_____
_____
_____
_____
_____
_____
_____
_____
_____
_____
_____
_____
_____

MES 12

Observaciones

_____
_____
_____
_____
_____
_____
_____
_____
_____
_____
_____
_____
_____
_____
_____
_____
_____
_____
_____
_____
_____
_____
_____
_____
_____
_____
_____
_____
_____
_____
_____
_____

Cuestionario para padres

Nos gustaría saber si la información que aparece en este libro te ha resultado útil. Las respuestas que proporciones servirán para orientarnos para que podamos ayudar a otros padres. Por favor, responde a las preguntas que aparecen abajo, ya sea llenando el formulario en nuestra página web (www.doesyourbabyhaveautism.com) o completando el formulario que aparece abajo y enviándolo por correo a:

Department AR
Square One Publishers
115 Herricks Road
Garden City Park, NY 11040
Nueva York
Estados Unidos

1. ¿Cuál es la edad y el sexo de tu hijo/a? _____ _____

2. ¿Has observado en tu bebé alguna de las alteraciones en el movimiento descritas en este libro, y a qué edad?

_____
_____
_____
_____

3. ¿Has realizado la prueba de inclinación a tu bebé? De ser así, ¿cuál fue el resultado?

_____

_____

_____

_____

4. Al notar que «había algún problema», ¿qué hiciste para ayudar a tu bebé? Por ejemplo, ¿lo llevaste al pediatra, lo apuntaste a algún programa, etc.?

_____

_____

_____

_____

5. Hasta el momento, ¿cuál ha sido el resultado de tus esfuerzos por ayudar a tu hijo/a? Por ejemplo, ¿has notado una mejora en sus habilidades motoras?

_____

_____

_____

_____

Información opcional
En el futuro, es posible que queramos ponernos en contacto contigo para saber más sobre el progreso de tu hijo o hija. Si lo deseas, por favor, proporciónanos la siguiente información de contacto:

Nombre _____

Dirección _____

Teléfono _____Correo electrónico_____

Índice temático

Índice